Isabel Coca Camín

YOGA Y GESTACIÓN

Prólogo de Montserrat Serra

editorial Kairós

© 2019 by Isabel Coca

© de la edición en castellano:
2019 by Editorial Kairós, S.A.
Numancia 117-121, 08029 Barcelona, España
www.editorialkairos.com

© del prólogo: Montserrat Serra
© fotos: Ana Schulz
© dibujos: Montse Fransoy
© láminas: Eva Schuchardt del libro *Birth Atlas*
de Robert Latou Dikinson, Maternity Center Association

Primera edición: Noviembre 2019

ISBN: 978-84-9988-717-3
Depósito legal: B 21.828-2019

Fotocomposición: Grafime. Mallorca 1. 08014 Barcelona
Tipografía: Minion y TheSans, cuerpo 11, interlineado14
Impresión y encuadernación: Arlequín & Pierrot S.L.. Can Pobla, nave 2. 08202 Sabadell

A Carles, Aitana, Júlia y Pol

A Noa y Maia, con el deseo de ayudarlas

SUMARIO

PRÓLOGO

Es un placer para mí presentar este libro de Isabel. Hace años que la conozco y siempre la he visto como una investigadora y trabajadora incansable en los dos ámbitos que une en este libro: su profesión de comadrona y el yoga.

Esta investigación no es solo teórica, sino que también la ha llevado a la práctica en la preparación al parto de cientos de mujeres. Mujeres que, por lo que he oído, han sido atendidas en todo momento desde que han comenzado el trabajo con ella; tanto antes como después del parto.

El entusiasmo por su trabajo la ha llevado a compartirlo y transmitirlo al colectivo de matronas en algunos cursos impartidos en los últimos años. Y todo ello se ha convertido ahora en este libro tan especial que tienes en las manos.

Su singularidad radica en que nace de los conocimientos adquiridos durante muchos años de estudio y práctica, tanto en el campo de su profesión como en el campo del yoga, y también, y sobre todo, de una larga experiencia personal.

Experiencia y conocimientos, conocimientos y experiencia que la autora ha unido y elaborado largamente para dar a luz este libro y así poder compartirlos con la humanidad.

Este libro guía los pasos y ayuda a prepararse para dar vida, para dar a luz a un nuevo ser. Es un libro didáctico que explica científicamente, pero de manera comprensiva, los cambios que se producen en el cuerpo durante la época de la gestación e invita a cuidarlo y prepararlo amorosamente para el momento del parto.

Ofrece una guía minuciosa de lo que sucede en cada etapa de este camino de nueve meses y presenta con detalle una práctica con las posibles adaptaciones para el estado de la futura madre en cada momento, para que, de este modo, las mujeres embarazadas puedan encontrar en este libro una respuesta o explicación de los síntomas que se les pueden ir presentando.

Esta obra, gracias a la capacidad de transmisión y la finura en la observación de Isabel, da confianza durante esta vivencia maravillosa y singular de la vida e invita a recorrerla con alegría y paz.

En definitiva, es un muy buen compañero de camino.

MONTSERRAT SERRA

Formadora de profesores de yoga de
la Asociación Española de Practicantes de Yoga

Profesora y formadora reconocida
del Krishnamacharya Healing Yoga Foundation

El yoga no es una gimnasia.
No es un deporte
o una terapia.
Las posturas no son «ejercicios que van bien»,
aunque evidentemente nos benefician.
Las posturas no son un tratamiento, no tienen una finalidad
  terapéutica.
Su práctica, no obstante, mejora la salud.
El yoga no es un juego.
El efecto de las posturas es potente,
pueden ser desastrosas.
El yoga es una «vía»
que camina hacia la comprensión de cierta verdad, sutil,
difícil de alcanzar.
Próxima, aunque profundamente escondida,
la práctica de las posturas y el aprendizaje de una disciplina
  libremente aceptada
desarrollan un conocimiento de una misma que hará del parto una
  experiencia tan extraordinaria que la mujer saldrá transformada.

FRÉDÉRICK LEBOYER

PRESENTACIÓN

Mi profesión de comadrona me ha vinculado a los momentos vitales de la vida de las mujeres. A lo largo de más de cuarenta años he podido acompañar a muchas mujeres en la preparación a la maternidad, en el momento del parto y el nacimiento. Un privilegio que me ha permitido observar y aprender de las necesidades de cada mujer en los diferentes procesos y comprender que cada mujer y cada gestación puede tener necesidades diferentes.

Durante estas décadas he vivido la transformación y los cambios en nuestros hospitales en la atención a los partos. He luchado para hacer de este momento tan mágico y especial un momento único en la vida de cada pareja. He puesto mi granito de arena para garantizar al máximo el respeto y la intimidad en un proceso que cada vez era más despersonalizado.

Buscar los recursos y las respuestas a cada necesidad me ha ayudado a crecer profesional y personalmente, y desde esta experiencia puedo decir que el yoga es una herramienta de gran ayuda para las mujeres en estas etapas de su vida.

Desde el ámbito personal he podido experimentar los efectos de la práctica del yoga, descubrir el potencial y la energía que produce, cómo aprendes a relajarte y a calmar la mente. Experimentar estas sensaciones en mi cuerpo y constatar la fuerza de la mente me dio la oportunidad de conocer un mundo dentro de mí.

Aprendí a pararme, a pensar, a sentir, a reflexionar a conectar con el cuerpo cuando este cambia, cuando estás gestando una vida, y esta nueva experiencia me ayudó de forma especial a conectar con mi cuerpo para poder traer al mundo a mis hijos, con alegría, plena conciencia y control de todo el proceso.

El estudio y la práctica del yoga se vincularon a mi profesión, y a lo largo de estos años he acompañado a mujeres embarazadas en el descubrimiento y la práctica del yoga con el fin de que se preparasen para el parto y la maternidad.

Paralelamente, conocí otras formas de atención al parto y a los nacimientos, gracias a Frédérick Leboyer y a Michel Odent, que me ayudaron a tener una mirada diferente de un momento tan vital del ser humano: acoger al recién nacido, respetando el control de estímulos que pudieran resultar agresivos al bebé en el momento de nacer, y, al mismo tiempo, acompañar a la mujer en el proceso del parto, desde el respeto a la intimidad, a sus necesidades y a los procesos naturales del cuerpo. Estos dos principios han estado muy presentes en mi vida profesional.

Este libro quiere facilitar a las mujeres que estáis gestando un/a hijo/a una herramienta para conocer y poder trabajar día a día, semana a semana, el cuerpo y la mente, introduciendo de forma sencilla la práctica del yoga. También os guiará para poder iniciaros en el conocimiento de vuestro cuerpo y sus respuestas ante los cambios que se producen en el embarazo.

La introducción incluye una breve historia del yoga y sus beneficios, así como de qué forma beneficia a la mujer durante la gestación, siguiendo con los principios básicos para la práctica de esta disciplina milenaria. El libro no pretende ser un estudio sobre el pensamiento del yoga, sino un manual donde explico algunas de las técnicas del yoga que os pueden ayudar a sentiros mejor en esta etapa de la vida.

El yoga es una amplia y compleja corriente de pensamiento importado de la India, una gran disciplina que se compone de una práctica, una actitud mental y un comportamiento. Sus diferentes corrientes persiguen un fin común: la unión del cuerpo físico con la mente y la espiritualidad. La filosofía del yoga no pretende conquistar bienes materiales, al contrario, practica el desarraigo de estos, lo que resulta algo muy complejo en Occidente y en especial en nuestro mundo actual.

A través de la lectura de estas páginas entrarás en la práctica de las *āsana prāṇāyāma* y *bhāvana*, de forma progresiva y sencilla. También verás qué puedes hacer en las diferentes semanas de la gestación, cómo puedes reconocer los cambios que se van produciendo en ti, las nuevas necesidades que vas teniendo, así como dar respuesta a los síntomas y molestias más frecuentes.

Haremos este camino con una práctica suave y progresiva, para quien no hayáis practicado nunca yoga; por ello, analizo las posturas con sus beneficios y contraindicaciones en la gestación. Buscando siempre la progresión, el confort y la armonía en un cuerpo cambiante.

Con la práctica de las posturas que se presentan, encontrarás el equilibrio y el bienestar necesarios para ir avanzando en la gestación y sentirte más segura en el momento del parto y el nacimiento de tu hijo/a.

Este libro también será de ayuda para las mujeres que ya practicáis yoga y queréis profundizar en el conocimiento de algunas de las funciones de las *āsana* y sus beneficios en el momento de la gestación, parto/nacimiento y maternidad. Te invito a explorar tu cuerpo y tu respiración, y a aprender a calmar tu mente. *Yoga y gestación* va dirigido a todas las mujeres que por diferentes razones necesitáis y habéis decidido practicar yoga en vuestra casa: mujeres que no podéis tener la guía de un maestro, o que no podéis asistir a clases de yoga para embarazadas; que no habéis practicado nunca y veis que este es el momento para iniciaros en su práctica; embarazadas que ya habéis realizado un curso de preparación a la maternidad, pero tenéis la necesidad de seguir trabajando con vuestro cuerpo, o queréis saber cómo mejorar algunas molestias al final del embarazo. Las mujeres que queréis profundizar y explorar en el conocimiento para aprender a reconocer y desarrollar los propios recursos físicos y mentales para sentiros mejor.

La gestación son nueve meses para vincularse a una nueva vida. Es un momento particularmente favorable para iniciarse en la práctica del yoga. Estas páginas son un paso más en este camino. Deseo que te sean de ayuda.

1

Breve introducción
a la historia del yoga

La palabra *yoga* en sánscrito tiene diferentes significados: unidad, integración, equilibrio, fuerza interior, conseguir una meta, también el camino para lograrla.

La práctica del yoga ayuda a distinguir aquello que es ignorancia de la sabiduría y la comprensión… El yoga tiene sus raíces en la India, en una tradición milenaria. Según algunos autores, como Mircea Eliade,[1] tiene una existencia de más de cinco mil años, anterior a los *Vedas*, los libros más antiguos de la humanidad. La raíz de la palabra *veda* en sánscrito, *Vid,* que quiere decir «conocer», significa «el que nos es revelado», «todo aquello que nos gustaría saber». El yoga es uno de los seis *darśana* o sistemas filosóficos o formas de ver el mundo ortodoxo. La palabra *darśana* deriva de la raíz sánscrita *drś*, que quiere decir «ver». Cada una de estas formas de ver el mundo tiene un libro de referencia. El libro de referencia del yoga, de este sistema, es *Yoga Sūtra* de Patañjali.

El yoga no fue pensado para ofrecer a las personas beneficios físicos, porque este aspecto ya lo conseguían a través del trabajo. El yoga se originó con el propósito de ayudar a las personas a reducir el sufrimiento (*duḥkha*) y favorecer la felicidad (*sukha*). No todas las *darśana* tenían el mismo objetivo. Los antiguos sabios entendieron que cada persona experimentaba el sufrimiento y lo percibía de maneras diferentes, y que cada uno, también, lo abordaba a su manera. El yoga es uno de los caminos para conseguir el bienestar y la felicidad.

---

[1] Mircea Eliade (1907-1986), filósofo experto en historia de las religiones.

Los *Upaniṣads* son la continuación de los últimos textos de los *Vedas* escritos durante siglos, aforismos dirigidos al espíritu, con el objetivo de iniciarlo en el conocimiento sagrado de la India. Estos aforismos parten del principio de que el ser humano solo se puede conocer a través de la unión con uno mismo.

Dentro de la tradición hindú, uno de los mejores textos es la *Bhagavad-Gītā*,[2] libro sagrado de la India, situado en el siglo II a.C., en el que el dios Krishna explica a su discípulo Arjuna las enseñanzas de cómo vivir y la verdadera naturaleza del hombre en relación consigo mismo y con Dios. Es un texto excelente sobre el yoga, considerado la esencia de la sabiduría védica hindú y un referente importante sobre la filosofía y el sentido del yoga. Relata también de forma sencilla muchas de las referencias de las *Upaniṣads*.

A lo largo de la historia del yoga encontramos textos que nos hablan del yoga y las mujeres: el *Yoga Yājñavalkya*, situado entre los siglos II y IV, es el escrito más antiguo que habla de *āsana*, *prāṇāyāma* y *kundalinī*. En este libro, el filósofo Yājñavalkya explica a su mujer cómo practicar yoga y la introduce en los secretos del yoga.[3]

En el siglo IX, el sabio Nāthamuni escribió el *Yoga Rahasya* (*Los secretos del Yoga*), donde explica de forma muy concreta un gran número de *āsana* y de *prāṇāyāmas*, así como la forma de tratar las enfermedades con el yoga. En este libro también explica cómo adaptar el yoga a cada persona. Nāthamuni dedica muchos versos del *Yoga Rahasya*[4] al significado y a la práctica del yoga por las mujeres embarazadas. Como *Yoga Yājñavalky*,[5] insiste en el valor y la importancia que la práctica del yoga tiene para las mujeres. En el siglo XV, en el *Haṭha Yoga Pradīpikā*, escrito por el maestro Svatmarana, se describen las técnicas del *haṭha yoga* (*āsana*, *prāṇāyāma*, *mudrā*, *bandas*) y prácticas de higiene internas, y se asientan las bases para la práctica del yoga moderno.

La mejor recopilación sobre los principios del yoga se encuentra en un conjunto de aforismos atribuido a Patañjali.

Hacia el siglo III a.C., este autor recogió los *Yoga Sūtra*, 195 aforismos (*sūtras*) que fueron transmitidos oralmente durante muchos siglos. Los *sūtras* son aforismos, declaraciones concretas y precisas para ayudar a las personas a mejorar su condición humana y reducir su sufrimiento, un sufrimiento que puede venir y que se puede evitar.

---

[2] *Bhagavad-Gītā* (*La canción del Señor*), obra con setecientos poemas que ayudan a comprender aspectos explicados en las *Upaniṣads*.

[3] T.K.V. Desikachar. *El corazón del yoga*. Págs. 228-229.

[4] T.K.V. Desikachar. «Yoga para mujeres embarazadas». *Revista Viniyoga*, 34.

[5] P. Geenens. «El yoga Yājñavalkya». *Revista Viniyoga*, 51.

Se enumera lo que puede ser un obstáculo para hallar la reintegración personal: enfermedad, dudas, prisas, cansancio, tentaciones, ilusiones, pasividad, abandono y regresión. Cualquiera de estas experiencias o actitudes pueden causar un sentimiento de restricción o de represión en nuestra mente, que se describe como *duḥkha* y que se experimenta como una perturbación en el cuerpo, la respiración y la mente. Para comprender *duḥkha*, uno se tiene que interesar por el pasado, con el fin de entender lo que actualmente le está pasando.

Patañjali aglutina los *sūtras* y los distribuye en cuatro libros o capítulos: los *Yoga Sūtra* de esta *darśana* llamada yoga es un texto de referencia:

1. *Samādhipādah* (la contemplación).
2. *Sāddhanapāddah* (la práctica).
3. *Vibhūtipādah* (los poderes psíquicos).
4. *Kaivalyapāddah* (la liberación personal). En este capítulo explica cómo lograr la liberación personal, el camino de la renuncia y el desarraigo de los objetos. La libertad a la que puede conducir el yoga.[6]

La asociación del ser con la naturaleza es la causa directa del sufrimiento. La ignorancia es el origen de esta asociación y puede ser destruida de forma metódica cuando es reconocida. El yoga produce así la liberación de la persona, a través del conocimiento que proporciona el discernimiento y la calma. Patañjali dice: «El dolor pasado ya se acaba. El dolor que tiene que venir lo puedes evitar. Los dolores desconocidos se pueden prevenir observando la disciplina del yoga».[7] Patañjali explica en el segundo capítulo que el yoga es un arte, una ciencia y una filosofía con carácter preventivo y curativo para lograr una buena salud física y mental. Asimismo, describe la estructura para conseguir el estado del yoga. El practicante tiene que perfeccionar cada uno de estos pasos para llegar a la liberación.

Los *Yoga Sūtra* nos ofrecen un método completo para llegar al estado del yoga y nos proporcionan una enseñanza profunda y bien construida, estableciendo una interconexión entre lo psicosomático, el comportamiento mental y los aspectos espirituales de la persona. Profundiza en todos los aspectos de la vida humana, incluyendo las relaciones con los otros, la relación con nosotros mismos, la salud, la respiración y el camino hacia la meditación.

---

[6] T.K.V. Desikachar. *El corazón del yoga*. Págs. 201-213.
[7] Patañjali. *Yoga Sūtra* II, 16.

Patañjali nos explica las diferentes formas para la práctica nombrando esta ciencia como *aṣṭāṅga-yoga*, los ocho miembros o pasos del yoga. El camino gradual de los ocho pasos está pensado para conseguir la purificación progresiva de la mente, y la unificación de la conciencia.[8]

- *Yama*: nuestro comportamiento frente los otros. La actitud hacia fuera.
- *Niyama*: la actitud hacia nosotros, hacia uno mismo. Es nuestro código personal.
- *Āsana*: postura, uso del cuerpo.
- *Prāṇāyāma*: control de la respiración.
- *Pratyāhāra*: la retracción de los sentidos. Esto requiere práctica, debido a que las respuestas de nuestros sentidos pueden ser difíciles de reconocer y comprender.
- *Dhāraṇā*: la concentración, enfocar la mente en un objeto.
- *Dhyāna*: estabilizar la mente en un estado ininterrumpido de concentración en el objeto.
- *Samādhi*: la plena conciencia del objeto, «la mente está libre de distracciones».[9]

Por lo tanto, una práctica adecuadamente integrada implica la unión del cuerpo, la respiración y la mente. El yoga propone una forma de vida más armónica, no adopta ningún conjunto particular de creencias, sino que pretende conseguir el conocimiento a través de las propias experiencias; es un vehículo para el crecimiento que cada uno puede adaptar a su forma de vida.

El énfasis del yoga está en hacer, en practicar, aceptando que nuestro cuerpo y nuestra mente se modifican mutuamente. El yoga ayuda a incorporar el conocimiento consciente del cuerpo, los cambios, y facilita el reconocimiento de las posibilidades reales de cada persona, relacionándolas con el control de la mente y de la respiración.

Hay diferentes escuelas de yoga, y cada una adapta las posturas del yoga clásico para conseguir seguridad, bienestar y relajación.

El yoga llegó a Occidente a lo largo del siglo xx a través de yoguis venidos de la India y personas formadas con discípulos de grandes maestros, tales como: B.K.S. Iyengar (1918-2014), Indra Devi (1899-2002), Sri Krishnamacharya (1888-1989), su hijo y discípulo T.K.V. Desikachar (1938-2016) y

---

[8] «La práctica de los 8 elementos: *aṣṭāṅga-yoga*» (capítulo 4.2). *Diccionario del yoga*.
[9] Patañjali, *Yoga Sūtra* II, 29.

A.G. Mohan (1945). El yoga Vedānta llegó a Occidente a través del yogui Sivananda (1887-1963) y algunos de sus discípulos, que fueron los propulsores del yoga espiritual. En 1983, con el apoyo de T.K.V. Desikachar, se crearon varios movimientos de profesores de yoga y asociaciones, con el objetivo de asegurar una aplicación adecuada del yoga en el mundo occidental, teniendo en cuenta las diferencias físicas y culturales en relación con Oriente.

Dentro de las diferentes corrientes del yoga, la más extendida en Occidente es el *haṭha yoga*, un yoga que promueve el desarrollo del potencial que tiene el cuerpo. Su práctica de *āsana* y *prāṇāyāma* ayuda a despertar la conciencia del cuerpo y su preparación para la meditación.

El *haṭha yoga* implica el cuerpo y la mente. *Haṭha* se refiere al equilibrio entre dos energías, derecha (*tha*) e izquierda (*ha*), y su fusión en el centro del cuerpo, en el corazón. El *haṭha yoga* se compone de posturas (*āsana*) y técnicas respiratorias (*prāṇāyāmas*). Con esta disciplina se conoce el cuerpo y sus posibilidades, en un plano consciente, y se facilita el conocimiento de la mente, además de favorecer la interactuación y la armonización de todos los elementos del ser humano. El objetivo es conocerse mejor, aprendiendo a controlar nuestros procesos mentales. El *haṭha yoga* no es una gimnasia, es una disciplina que implica un trabajo mental, energético y somático.

2

La gestación

La gestación, el parto y la maternidad son acontecimientos en la vida de una mujer con una gran repercusión en su futuro. Es una etapa de cambio, de crisis, de adaptaciones en el cuerpo y la mente. Adaptación constante y progresiva a lo largo de nueve meses. Durante esta etapa de la vida, la mujer tiene que situarse física y psicológicamente debido a los cambios fisiológicos y psicológicos que irá viviendo.

La actitud mental de una mujer hacia su maternidad se va gestando a lo largo de los meses, no se produce en el momento del parto. La mujer, durante el período de gestación, va construyéndose una nueva identidad. La maternidad, ese nuevo estado que tiene que conquistar, irá desplazando sus otros centros de interés, lo que generará cambios en sus sentimientos y actitudes, y potenciará los sistemas sensoriales y el procesamiento de la información, haciendo que la mujer se vuelva más receptiva a todo lo que la ayude a mejorar su estado y el de su hijo/a.

Muy probablemente se reestructurarán algunos valores personales. Es una etapa apropiada para aprender a reconocer los cambios de humor, la irritabilidad, el pasar del llanto a la risa sin saber a veces por qué.

Durante este período, aprenderás a respetar lo que sientes y cómo lo sientes. Los cambios que se están produciendo en ti son muy profundos. Solo la aceptación y la expresión de las emociones te facilitarán el abrirte a los otros, para buscar ayudas y liberarte de prejuicios, para ir construyendo una nueva identidad como mujer.

A lo largo de nueve meses, irás cambiando tu imagen corporal. Esta transformación la puedes vivir conociendo cada uno de los cambios y las sensaciones que producen. Los aspectos físicos, emocionales y espirituales no pueden ser ignorados, se tienen que potenciar y apoyar. Es importante que reconozcas tu fuerza interior, el potencial que posees.

El parto y el nacimiento de un/a hijo/a es la transición hacia otro estado. Es un momento en el que se materializará una transformación como mujer. Todos estos cambios hacen que estés más receptiva y más proclive a buscar medidas que puedan contribuir a reconocer la verdadera conciencia interior de los cambios, para prepararte y construir lo que deseas, para sentirte mejor y disfrutar de un embarazo y un parto saludables.

La práctica del yoga durante el embarazo te ayuda a concentrarte de una forma más profunda, a reconocer resistencias, niveles de energía y molestias corporales. Además, te aporta el tiempo y el espacio que necesitas para integrar los cambios que se están produciendo en ti, y te ayuda a reflexionar y a desarrollar emociones y capacidades para hacerte más fuerte ante los nuevos retos.

Potencia la flexibilidad, la elasticidad, el equilibrio y la fuerza de una forma suave, sin generar cansancio y buscando la armonía del cuerpo y de la mente, y ayuda a desarrollar la capacidad de concentración y relajación y a reconocer los beneficios de la respiración, generando energía renovada.

En tu cuerpo se producirán una serie de cambios hormonales, fisiológicos, psíquicos y estéticos que transformarán tu imagen corporal. Algunas mujeres viven estos cambios con pocas molestias y aceptan esta transformación como necesaria para llegar a lograr su deseo, sin embargo, la gran mayoría tiene que hacer una serie de ajustes debido al malestar que pueden generarles las náuseas, los vómitos, el cansancio y otras molestias, y necesitan unas semanas de reajuste y aceptación de los cambios.

Para muchas mujeres, acceder a una gestación es un camino lleno de obstáculos. Algunas se enfrentan a embarazos a edades tardías, o buscan quedarse embarazadas a través de inseminaciones o fecundaciones *in vitro* (a menudo teniendo que hacer más de un intento), con lo que esto supone de carga emocional y de miedos añadidos. Asimismo, hay circunstancias laborales o profesionales que dificultan la maternidad, y estructuras familiares que cuentan con poco apoyo de un clan familiar. Cada una de las diferentes situaciones que acompañen a la gestación hará necesarios algunos determinados ajustes y ayudas, como la participación de un profesional que pueda acompañar en el proceso de cambio biológico, psicológico y social. A menudo, buscar a este profesional no es fácil debido al actual exceso de información, que puede generar confusión y la sensación de no saber por dónde empezar. Por otra parte, los recursos con los que contamos en estos momentos no siempre tienen el rigor necesario y el conocimiento de las necesidades reales que puede tener cada mujer en las diferentes semanas de gestación.

Los avances de la obstetricia y la medicina en los últimos tiempos son innegables y, sin duda, favorecen la seguridad de la madre y del bebé, pero con frecuencia hacen que las mujeres se alejen de su propia naturaleza y de sus propias capacidades, y que los/las profesionales que atienden el parto y el nacimiento de su hijo/a tomen decisiones no siempre consensuadas con ellas y sus parejas, dándose una excesiva medicalización de los procesos fisiológicos.

La gestación y, en especial, el parto y el nacimiento son momentos de gran intimidad para la mujer y su pareja, quienes, afortunadamente, cada vez más quieren ser protagonistas y tomar decisiones importantes sobre las condiciones del momento del parto. Estas mujeres valientes están cambiando la conciencia y la práctica de los/las profesionales que atienden los partos y los nacimientos, ayudando a recuperar el parto fisiológico y respetado.

Un parto y un nacimiento seguros no están en absoluto reñidos con poder hacer de este acontecimiento natural un momento consciente, único y respetuoso con la mujer, su pareja y su hijo/hija, dando la bienvenida al mundo al nuevo ser con responsabilidad, ilusión y alegría.

La gestación y la práctica del yoga

El primer paso para iniciarte en el camino del yoga es dejarte guiar, aflojar, sentir y expresar emociones.

Es un camino que cada mujer tiene que descubrir, desarrollando de una forma progresiva sus capacidades, escuchando el cuerpo, la mente y la respiración, para ir avanzando poco a poco en el camino. Tienes que buscar el confort y la armonía; el embarazo no es un momento de grandes retos con el cuerpo. Los verdaderos retos a los que te tienes que enfrentar son: los cambios que se producirán en tu cuerpo, el proceso del nacimiento, la lactancia y la maternidad. Practicar yoga te será de gran ayuda para ir logrando las mejoras necesarias para sentirte bien.

Has de aprender a reconocer los cambios que se producen en ti, a buscar posturas y movimientos compensatorios que te ayuden a alcanzar el bienestar que necesitas, a detenerte, a cerrar la mente al exterior, a escuchar el ritmo de la respiración, a desarrollar la capacidad de mirar hacia tu interior («¿qué siento?, ¿cómo me siento?»), a convertirte en espectadora de los procesos de tu cuerpo y tu mente.

A menudo vienen a verme mujeres a las 30-34 semanas de embarazo y me preguntan si creo que merece la pena que empiecen a practicar yoga estando en tan avanzado estado de gestación. Algunas de ellas son mujeres que han estado buscando y no han encontrado lo que buscaban; otras piensan que, como no han practicado nunca yoga, quizá el embarazo no es el mejor momento para iniciarse en él, o creen que el yoga tiene que ver con posturas muy complejas y difíciles, imposibles de hacer para ellas, dada la poca elasticidad que tienen en esos momentos.

Siempre es un buen momento para empezar a practicar yoga, porque siempre puedes adaptar la práctica a tu momento y a tus necesidades. Puedes practicar yoga sea cual sea tu edad, constitución, salud física y mental, forma física, profesión, actividad física diaria, momento de la práctica (mañana o tarde)… Lo importante al empezar a practicar yoga estando embarazada es tu motivación y ser consciente de cuál es tu momento personal actual, en qué semana de gestación te encuentras y los síntomas que tienes. «El yoga se tiene que adaptar a cada persona en todos los sentidos: desde las creencias religiosas de cada cual hasta la forma física», dijo Krishnamacharya, que transmitió que para practicar yoga solo hace falta una condición: respirar.[10]

Yoga Rahasya (Los secretos del Yoga), de 824 d.C., de Nāthamuni, es el primer texto dedicado al yoga para las mujeres, y habla también de las mujeres embarazadas: «En comparación con los hombres, las mujeres tienen más necesidad de practicar yoga porque su cuerpo es responsable de la descendencia» (capítulo 1, 14).

En el mismo texto (1, 15 y 1, 16) se habla de que el cuerpo de la mujer ha de estar sano para poder hacer crecer a un nuevo ser dentro de ellas: «Las mujeres tienen una responsabilidad con la sociedad por el hecho de traer criaturas al mundo. Su salud tiene un impacto sobre sus bebés, y ello tiene grandes consecuencias en las futuras generaciones. Por esta razón, es imprescindible preservar su salud a cualquier precio. Si la mujer embarazada practica yoga durante su embarazo y sigue un régimen adecuado, tendrá un parto sin problemas y un hijo sano».[11]

El autor desaconseja posturas que impliquen posiciones sobre la cabeza, extensiones posteriores, torsiones forzadas y flexiones hacia delante extremas, e incluye restricciones con los *prāṇāyāmas* (respiraciones).

En los textos de Krishnamacharya se encuentran diversas referencias sobre

---

[10] Krishnamacharya, S.T. (1888-1989), *La tradición del yoga*.
[11] Desikachar, T.K.V. . *El yoga de Krishnamacharya*. «Los secretos del yoga».

la práctica del yoga durante el embarazo y también la descripción de posturas adecuadas para la mujer embarazada. El mismo Krishnamacharya enseñó yoga a su mujer y a otras embarazadas y recomendó algunas precauciones:

- Suspender la práctica del yoga las doce primeras semanas de la gestación si se tienen náuseas, desgana y si puede existir riesgo de aborto natural.
- No hacer muchas de las posturas que se hacían antes del embarazo.
- Modificar y adaptar las posturas en cada momento del embarazo.

El yoga no te garantiza que el parto será fácil, ni que no sentirás dolor en las contracciones, ni que el acceso a la maternidad será más sencillo, pero sí te dará la fuerza y la energía necesarias, y te ayudará a que tomes conciencia de cuáles son tus propios recursos. La mujer que muestra interés por practicar yoga tiene más posibilidades de desarrollar la capacidad de comprensión del proceso del embarazo, de conectar con su cuerpo y su mente. El yoga le permite percibir las necesidades que van surgiendo en ella, y ello le aporta la seguridad y la fuerza necesarias para favorecer un parto y una maternidad saludables.

Practicar yoga puede ayudarte a desarrollar conciencia para liberarte de los obstáculos que irás encontrando en el desarrollo personal como gestante de una vida y también como madre. Reconocerás muchos más recursos en ti de los que creías tener. La vida está dentro de ti, déjala fluir.

Todas las mujeres podemos practicar yoga. Solo tenemos que sentarnos, poner la espalda lo más recta posible, cerrar los ojos y respirar. Este es el primer paso para iniciar el camino.

Consejos para iniciar la práctica en las diferentes semanas de gestación

Iniciarás una práctica suave, adecuada a las necesidades de cada momento de la gestación. Con las prácticas que te presento podrás conseguir el equilibrio necesario para ir avanzando en la práctica del yoga durante tu embarazo, explorando tu cuerpo y tu respiración, y aprendiendo a calmar la mente.

Antes de iniciar una práctica de yoga debes tener en cuenta lo siguiente:

- Haber hecho la digestión.
- Contar con un lugar ventilado y silencioso para tu práctica, que tenga el suficiente espacio para poder moverte.

- No sentir ni calor ni frío y llevar ropa cómoda.
- Tener un *mat* de yoga o una manta doblada, alguna almohada, una silla o taburete donde te puedas sentar si lo necesitas.

Otros aspectos que has de tener en cuenta al estar embarazada son:

- En qué semana del embarazo te encuentras.
- Cómo te sientes antes de iniciar la práctica de yoga.
- ¿Te sientes cansada? ¿Irritada? ¿Necesitas calmar la mente?
- Valora las molestias y síntomas que tienes.
- Si es por la tarde/noche, o tienes por delante todo el día.

Antes de empezar, estírate o siéntate en silencio para conectar tu pensamiento con el cuerpo y la respiración. Observa cómo fluye la respiración, sin tratar de que sea diferente, sin tratar de cambiar su ritmo. Deja que fluya a su ritmo natural. Esto te ayuda a que dirijas la atención hacia tu interior y te permite ser más consciente de las sensaciones, a entrar en contacto con tus pensamientos y emociones, a aprender a reconocer tus límites y a trabajar el cuerpo con respeto.

Tu cuerpo, como el de todas las personas, tiene una historia que ha contribuido a gestar defensas, resistencias, acomodaciones y, a veces, dolor. Reconocerlas, aceptar la fragilidad, será el primer paso para hacer una práctica consciente y adaptada a tus necesidades.

La práctica será fundamental para gestar el cambio que deseas.

Dedicarás cada día un rato. Puedes empezar sentándote diez minutos con los ojos cerrados para observar cómo te sientes. Luego, en la medida de tus necesidades, irás progresando hacia una práctica más larga.

A continuación se muestran algunas posturas cómodas para iniciarte en el reconocimiento del cuerpo y la respiración. La postura elegida no tiene que generar molestias que te puedan distraer de tu objetivo: sentir el cuerpo y poder dirigir la mirada a la respiración.

Si la postura que has elegido es de pie, apoya los pies descalzos en contacto con el suelo, fija tu mirada en un punto a un metro y medio delante de ti. Afloja los hombros, deja caer los brazos a los lados de tu cuerpo. Siente la respiración. **(Foto 1)**.

Si optas por estar sentada en una silla, hazlo sin apoyar la espalda en el respaldo, poniendo el eje corporal (la columna vertebral) recto y colocando las manos encima de las piernas. Relaja los brazos y los hombros. **(Foto 2)**.

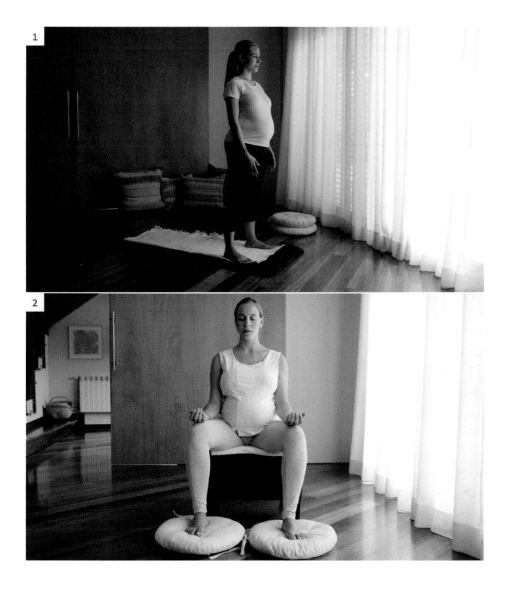

Aplica las mismas indicaciones si la postura es *Padmāsana* o postura de loto. (Foto 3, pág. 30).

Si tu embarazo está avanzado, es mejor que te estires en el suelo sobre el lado izquierdo de tu cuerpo (decúbito lateral). A partir de las 24-26 semanas, seguramente te sentirás mejor estirada en decúbito lateral o sentada. (Foto 4).

También puedes probar si te resulta cómoda la postura en decúbito supino (vientre hacia arriba), con las piernas flexionadas y las plantas de los pies en contacto con el suelo. Los brazos permanecen a los lados del cuerpo. Te puedes poner una almohada debajo de la cabeza si lo necesitas. (Foto 5). Si quieres estar totalmente estirada boca arriba y cómoda, usa almohadas o cojines. (Foto 6).

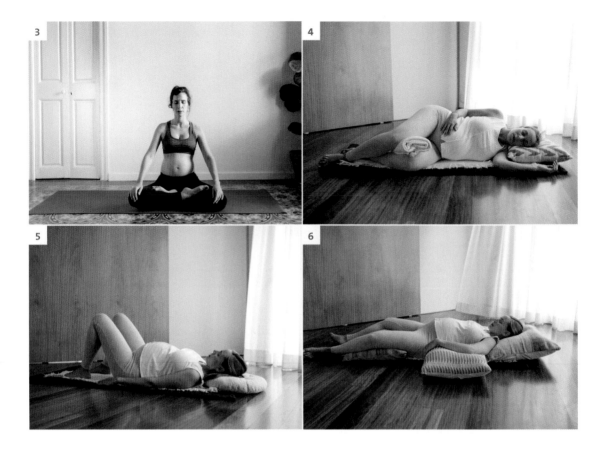

Cada día puedes elegir la postura en la que te sientas mejor para conectar con el cuerpo y la respiración. En función de la hora del día, de los síntomas y de las semanas de gestación.

Toma conciencia de tu cuerpo y reconoce los cambios

Conocer los cambios que a lo largo de 40 semanas de gestación se producirán en tu cuerpo y las molestias que te pueden ocasionar te ayudará a buscar las medidas necesarias para sentirte mejor.

Cambios físicos y anatómicos

El útero o matriz es un órgano genital interno hueco, con forma de pera, formado por una parte más ancha que corresponde al cuerpo o fondo del útero y una más estrecha que forma el cuello o cérvix, que comunica con la vagina. Su peso es de 70 gramos y está situado entre la vejiga de la orina y el recto.

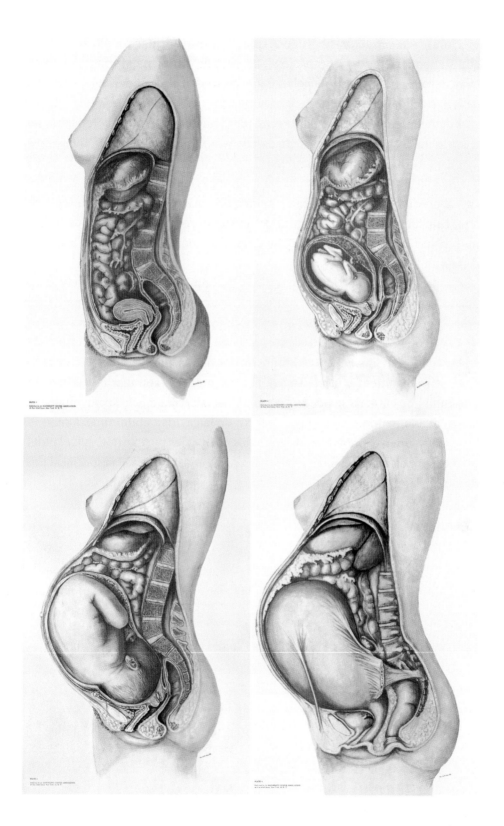

Durante la gestación se produce una gran transformación de este órgano, que aumenta su peso y su capacidad, además de cambiar su forma y su ubicación, desplazándose desde la pelvis hacia la cavidad abdominal. Su peso al final de la gestación llega a ser de 1.100 gramos.

El crecimiento del bebé dentro del útero va desplazando y comprimiendo el diafragma y otros órganos de la cavidad abdominal (intestinos, hígado, vejiga de la orina, recto…), y también desplaza al estómago, reduciendo su capacidad. Todos estos cambios producen un alargamiento y apertura de las fascias abdominales para dar espacio al crecimiento uterino y al crecimiento del feto. Este alargamiento y apertura del músculo recto abdominal y de toda la musculatura abdominal afecta a una de las funciones de estos músculos: hacer de faja abdominal.

Como hemos señalado, al crecer, el útero comprime también el diafragma, de forma que este presiona las costillas y los nervios intercostales, lo que genera diferentes síntomas o molestias (escozor, dolor, dificultad en la respiración…).

El útero está sujetado por delante por unos ligamentos anteriores insertados en la pelvis ósea (ligamentos redondos) y, por detrás, por ligamentos insertados en el sacro (ligamentos uterosacros). Estos ligamentos son fuertes y laxos, permitiendo que el útero se pueda desplazar hacia arriba, hacia abajo y hacia los lados, manteniéndolo en su lugar, dentro de la cavidad abdominal. Como los ligamentos unen el pubis con los dos lados coxales, es posible que, con el movimiento (por ejemplo, al andar), se produzca alguna molestia, en especial al final de la gestación. La pelvis ósea se moverá y se adaptará al crecimiento del útero.

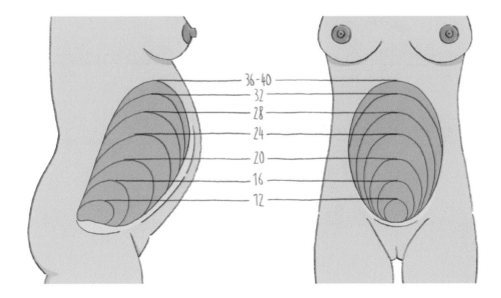

En el crecimiento uterino también estarán involucradas las inserciones del diafragma vinculadas a los músculos de la parte anterior de la espalda. Estos músculos pueden generar molestias y acomodaciones en toda la estructura corporal y en las diferentes articulaciones de la pelvis ósea: sínfisis púbica, sacro, articulación sacrocoxal y coxis.

Cambios en la columna vertebral y su equilibrio

La columna vertebral, en general, y las vértebras lumbares, en especial, son una parte frágil de nuestro cuerpo. Los cambios que han supuesto pasar de la postura cuadrúpeda a la bípeda en nuestra evolución como seres humanos han convertido las vértebras lumbares en «una bisagra», y sufren mucho cuando permanecemos durante mucho tiempo de pie o sentados y también cuando adoptamos posturas incorrectas o reciben algún tipo de impacto. Durante el embarazo, la mujer tiene que ir haciendo los cambios posturales necesarios para poder ir adaptándose al aumento de peso y de volumen que experimenta durante la gestación, y mantener el equilibrio del cuerpo. Ya que, por ejemplo, si la inclinación de la pelvis es hacia delante, la curvatura de la columna aumenta a la altura de las vértebras lumbares, y ello supone incrementar el peso y

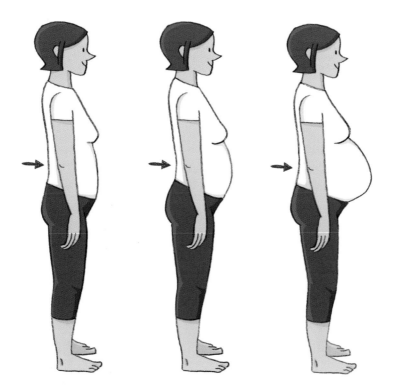

la presión en la zona lumbosacra, lo que puede generar una hiperlordosis lumbar y un aumento del peso en el abdomen.

Las posturas incorrectas, el peso y la colocación del bebé dentro de la pelvis pueden provocar compresión e inflamación de los nervios pélvicos, por lo que, durante el embarazo, son frecuentes el dolor en la parte baja de la espalda, en lumbares y sacro, sobre todo a partir del tercer trimestre de la gestación.

Debido a todos estos cambios, el centro de gravedad del cuerpo se desplaza y los apoyos cambian. Si la postura que adoptas es correcta, el peso se desplaza hacia tierra desde la columna a la pelvis, las piernas y los pies, pero si la postura no es correcta, pueden surgir molestias y dolor en la parte baja de la columna, lumbares, sacro y caderas, puesto que no se transfiere correctamente el peso hacia el suelo.

El bienestar en cada mujer durante la gestación dependerá de cómo coloca el cuerpo, a fin de buscar los equilibrios necesarios para compensar los cambios que experimenta.

El iliopsoas (también conocido como psoas), músculo profundo que se origina en la última vertebra dorsal, vincula la cadera y la zona lumbar con las extremidades inferiores. Está muy involucrado con la postura por su participación en la estabilidad, puesto que relaciona columna y cadera, y también está vinculado a la respiración, debido a su inserción en la última vertebra dorsal. El diafragma se inserta en la misma zona de la columna vertebral. Si el psoas está relajado y libre de tensiones, el diafragma realizará su función de forma más fluida, generando una relación de la postura y la respiración.

Cambios en la pelvis y en los genitales

La pelvis está formada por el sacro, que se encuentra por detrás y que está compuesto por cinco vértebras fusionadas, al final de las cuales se encuentra el coxis. El sacro está unido a los lados, a través de la articulación sacroi-

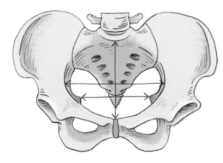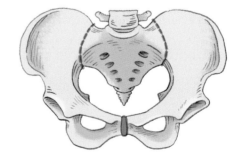

líaca, con los huesos ilíacos, los cuales se hallan unidos por delante a la sínfisis púbica gracias a los ligamentos puboilíacos. Los isquiones están situados a la altura de las nalgas. La distancia que hay entre el coxis y el pubis configura el estrecho inferior pelviano, que el bebé tendrá que cruzar para nacer, previo encaje en la pelvis.

Las articulaciones entre el sacro y los ilíacos (las sacroilíacas) pueden realizar un ligero movimiento de rotación hacia delante y hacia atrás, confiriendo un cierto movimiento al sacro y facilitando el encaje de la cabeza del bebé. Estas articulaciones incrementan su movilidad durante la gestación haciendo que los ligamentos sean más laxos, siendo más sensibles a la presión y a las lesiones. Una de las molestias más frecuentes puede ser un dolor agudo en la parte inferior de la espalda, hacia un glúteo, que se prolonga hasta la pierna por la parte posterior, lo que conocemos como ciática.

La articulación del coxis con el sacro también se mueve haciendo una retroversión para facilitar el nacimiento.

Los nervios genitocrurales son dos de los nervios que inervan la zona de los genitales, y al final del embarazo, debido al peso y la compresión, pueden generar pequeñas rampas en los genitales o punzadas, como lo describen algunas mujeres. También se observan algunos cambios progresivos en la vagina: sus paredes se ablandan y ello produce una ligera hipertrofia de la mucosa vaginal, aumenta la secreción de flujo y cambia su color debido al incremento vascular.

En la vulva, igual que en la vagina, hay un aumento vascular y ello hace que adopte un color violáceo y que aumente su volumen, configurándose un aspecto un poco edematoso.

El suelo pélvico es otra parte del cuerpo que, debido al aumento de peso y a la distensión durante el embarazo y el parto, sufre una serie de transformaciones. Hay que tener en cuenta que los músculos, fascias y ligamentos que cierran la parte inferior de la pelvis tienen la importante función de proteger y mantener en su lugar los órganos (vejiga, vagina, útero y recto) para facilitar su funcionamiento, que ya normalmente sufren la presión que se produce cuando respiramos, tosemos, levantamos peso o estornudamos, por ejemplo.

Durante el embarazo, el crecimiento y el peso del útero, así como la elongación de las fibras musculares que ocurre durante el parto al pasar el bebé por la vagina, producen un estiramiento de los esfínteres anal y uretral, lo que puede causar algunos trastornos: incontinencia urinaria al esfuerzo, prolapsos (bajada de los órganos intrabdominales) y, el más frecuente, prolapso del cuello del útero. También pueden producirse disfunciones sexuales y hemorroides.

Cambios en el sistema digestivo y urinario

A lo largo de la gestación se observan cambios en el aparato digestivo debidos al crecimiento uterino y a las modificaciones hormonales, que causan una serie de síntomas y molestias como náuseas y vómitos en el primer trimestre y reflujo gastroesofágico, ardor o estreñimiento en el segundo y tercer trimestres.

Debido a estos cambios, también se ve afectado el aparato urinario (riñones, vejiga de la orina y uretra), y la embarazada siente la necesidad de vaciar la vejiga de forma frecuente y en pequeñas cantidades de orina (polaquiuria). Este síntoma mejora en el segundo trimestre, debido a que el útero se desplaza hacia la cavidad abdominal y ya no comprime la vejiga, pero vuelve a aparecer en el tercer trimestre debido a la presión que ejerce la cabeza del bebé sobre la vejiga.

Cambios cardiovasculares y metabólicos

Durante la gestación aumenta considerablemente el volumen sanguíneo para cubrir las necesidades del bebé y de la placenta, así como para poder compensar las pérdidas de sangre en el momento del parto. Ello hace que se produzcan algunas modificaciones en el sistema cardiovascular y en el metabolismo de la glucosa, el hierro y otros minerales. El metabolismo de las grasas y de la glucosa se modifica a fin de poder aportar los niveles necesarios para el crecimiento del bebé.

A lo largo de 40 semanas la mujer aumenta de peso entre 9 y 12 kilos. Este incremento se debe al peso del bebé, el líquido amniótico y la placenta, que alcanza los 4,5 kilos aproximadamente al final de la gestación. El volumen en sangre y en líquidos es de unos 3 kilos; el útero, las mamas y los depósitos de grasa aportan los 4,5 kilos restantes.

La presión del útero sobre la vena cava puede dificultar la circulación de retorno venoso y causar problemas circulatorios en las extremidades inferiores, ocasionando edemas en los pies y en los tobillos, varices y palpitaciones. También puede haber una bajada de la presión arterial al adoptar posturas de decúbito supino (vientre hacia arriba).

Cambios dermatológicos

Notarás cambios en tu piel de tipo pigmentario, pues las hormonas asociadas a la gestación pueden producir alteraciones en la piel: las más frecuentes son en la areola (se oscurece), en el pezón y en la vulva. Pueden salir manchas oscuras en la piel y la cara (cloasma gravídico), así que debes protegerte del sol para prevenirlas. A veces se observa una línea oscura que se extiende desde el pubis al apéndice xifoides (punta del esternón).

Cambios en los pechos

Los pechos al inicio de la gestación pueden estar muy sensibles. A partir del segundo mes aumentan su tamaño, y las areolas y los pezones se transforman, según avanza la gestación. Estos últimos se hacen más prominentes y sensibles, y las areolas ven incrementado su diámetro y son más oscuras. Tus pechos se están preparando para amamantar a tu bebé.

Cambios hormonales

Este tipo de cambios son los responsables de mantener las condiciones adecuadas para el desarrollo y crecimiento del útero y del feto, así como de las contracciones uterinas y del reflejo de la expulsión en el nacimiento.

Los estrógenos y la progesterona aumentan considerablemente durante la gestación para facilitar la implantación del óvulo fecundado, el crecimiento uterino y el sistema circulatorio intrauterino.

Estos cambios hormonales provocarán una serie de síntomas en el primer trimestre: incremento en la sensibilidad de los pechos; malestar digestivo especialmente por las mañanas; sensación de mareo; náuseas e, incluso, vómitos, y somnolencia y sensación de mucho cansancio; estos dos últimos muy relacionados con la necesidad de recogerse y descansar para proteger el crecimiento del embrión.

La placenta es el órgano que a lo largo de la gestación será la responsable de mantener los niveles hormonales necesarios para el crecimiento fetal, sintetizando grandes cantidades de progesterona. Otras funciones de la placenta son las de hacer posible el intercambio de sustancias nutritivas y oxígeno entre la sangre materna y la fetal, siendo el primer pulmón fetal, haciendo también la función de intestino y riñón. Esta circulación se hará a través del cordón umbilical.

El cordón umbilical está formado por dos arterias y una vena, y al final de la gestación puede medir unos 50 centímetros de longitud. Las arterias umbilicales llevan la sangre desde el feto hasta la placenta, y la sangre retorna al feto a través del sistema venoso.

El líquido amniótico no solo permite el crecimiento fetal en un ambiente estéril con una temperatura estable, sino que también protege al feto de agresiones externas y facilita su movilidad dentro del útero. También es un medio que facilita poder valorar la madurez fetal y es un elemento favorecedor de la dilatación del cuello de la matriz.

La placenta y el líquido amniótico son el medio que necesita un feto para desarrollarse y crecer con normalidad.

Otras hormonas presentes en todo el proceso de la gestación son:

- **Oxitocina:** esta hormona, segregada por la hipófisis, está presente en muchos momentos de la vida y tiene múltiples funciones. Se la conoce como la hormona del amor, porque la segregamos en mayores cantidades durante las relaciones sexuales para contraer las fibras musculares que permiten la eyaculación y las contracciones uterinas del orgasmo. La oxitocina está presente en el enamoramiento y en los vínculos madre-hijo/a. En la lactancia es la responsable de la eyección de la leche y en el momento del parto aumenta su secreción para hacer más efectivas las contracciones uterinas.
- **Endorfinas:** ante el dolor, la glándula hipófisis libera endorfinas, unas hormonas que ayudan a que el cuerpo se adapte a las contracciones. Hacen una función de anestesia natural, inhibiendo y aliviando el dolor, aumentando sus niveles al final del parto para producir un efecto sedante.
- **Cortisol, adrenalina y noradrenalina:** las glándulas suprarrenales son las responsables de la secreción de estas hormonas, las cuales, junto con las endorfinas, se cuidan de mantener las funciones digestivas, circulatorias, respiratorias y del útero. También, son las responsables de los estados de alerta, así que, si el parto se vive con mucho miedo e inseguridad, los niveles de estas hormonas aumentarán y harán descender los de la oxitocina y las endorfinas, inhibidoras del dolor y potenciadoras de estados positivos. Así pues, desarrollar confianza en tus propios recursos durante la gestación, sentirte segura y preservar tu intimidad y libertad de movimientos te ayudará a que la secreción de las hormonas y los neurotransmisores fluya óptimamente para llevar a cabo el parto de forma fisiológica.
- **Relaxina:** esta hormona, segregada por la placenta durante el embarazo, facilita la relajación y el ablandamiento de las fibras musculares, el tejido conjuntivo, los ligamentos de todo el cuerpo y las articulaciones, también de la pelvis. Gracias a ella, las articulaciones, la pelvis y la columna vertebral son más movibles y permiten la expansión y la adaptación del útero en su crecimiento.

Para comprobar tu postura y poder observar algunos de los cambios en tu cuerpo, te propongo el siguiente ejercicio:

Descalza, para poder estar en contacto con el suelo, coloca los pies paralelos: los talones separados y paralelos, las piernas alineadas con tu cadera y tan abiertas como ancha sea tu pelvis. Afloja un poco las rodillas. Apoya bien los pies en el suelo, abre los dedos de los pies todo lo que puedas, tomando conciencia de esta parte del cuerpo. Siéntelos como raíces que se enganchan al suelo, siente los talones, las partes externas de los pies, los dedos gordos…

Visualiza toda la planta de los pies. Comprueba que estén paralelos (cuando los pies y las piernas están colocados paralelos y alineados con las caderas, la parte inferior de la columna se abre facilitando la transferencia del peso hacia el suelo). Observa la pelvis, el suelo pélvico, la transferencia del peso por la gravedad.

Cuando te sientas segura, fija la mirada en un punto a un metro y medio, más o menos, por delante de ti, y sigue explorando. Sube por las piernas, nota tus pantorrillas, rodillas, muslos, caderas. Siente la pelvis y observa la curvatura de las lumbares… Suavízala.

Continúa subiendo hacia las vértebras dorsales, observando la respiración en la espalda. Observa las vértebras cervicales y la cabeza alineada con la columna. Observa el conjunto de tu cuerpo y cómo repartes el peso.

Ahora haz un balanceo suave hacia delante y hacia atrás. Observa cómo desplazas el peso desde la pelvis al suelo. Deja que la parte inferior de la columna se mueva hacia el suelo, que el peso del bebé esté colocado cerca de la espalda y que la pelvis aguante el peso desde abajo. **(Foto 7, pág. 40)**.

Si el embarazo está más avanzado, seguramente necesitarás abrir un poco más las piernas. Este ejercicio te permitirá conocer la estabilidad de tu cuerpo y te facilitará adoptar posturas de pie correctas. **(Foto 8, pág. 40)**.

En este ejercicio de reconocimiento corporal, te puede ayudar poner una mano sobre las cervicales y la otra encima de las lumbares. **(Foto 9, pág. 40)**.

Hasta ahora hemos visto, de forma general, cambios hormonales, estructurales, cardiovasculares, respiratorios y digestivos. Cada uno de estos cambios te puede ocasionar una serie de molestias y síntomas.

Molestias más frecuentes en los diferentes trimestres de la gestación

Los síntomas que nombro a continuación no necesariamente se han de tener. No obstante, son los que más frecuentemente se observan y, en ocasiones, se puede tener más de uno.

La práctica de yoga te ayudará a mejorar muchos de ellos.

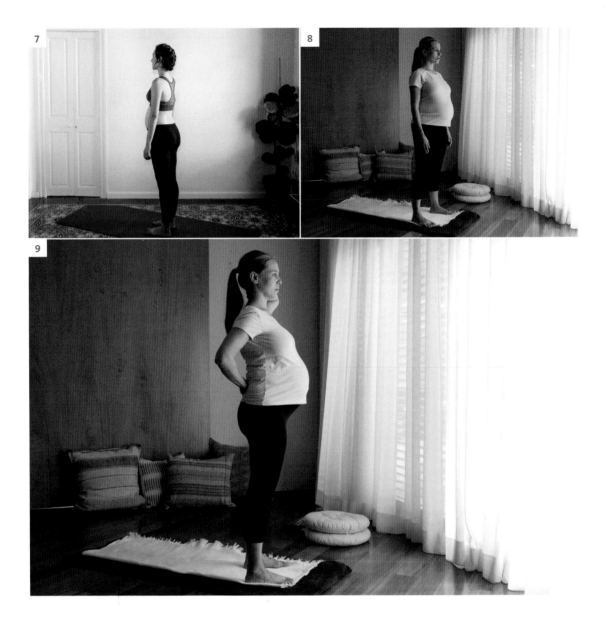

Primer trimestre:

- Cambios hormonales. Son muy importantes, ya que son los responsables del mantenimiento del embarazo y producen cambios físicos y emocionales.
- Cambios emocionales de aceptación, alegría, confusión…
- Hiperémesis (náuseas, vómitos).
- Molestias en los pechos (más sensibilidad, calor, aumento del tamaño).
- Hipersomnia (aumentan las ganas de dormir, de recogerse).

- Polaquiuria (micción frecuente).
- Sialorrea (exceso de saliva).

Segundo trimestre:

Alrededor de las 14-16 semanas suelen desaparecer las náuseas. Si no es así, debes pedir consejo dietético a tu comadrona. Alrededor de las 20 semanas de gestación, sentirás los movimientos del bebé. Percibe y explora las emociones que te producen.

- En estas semanas aumenta considerablemente el tamaño del útero.
- Incremento del líquido circulante.
- Incontinencia urinaria al esfuerzo.
- Molestias musculares en la zona de las ingles y bajo vientre, producidas por el estiramiento de los ligamentos redondos del útero.
- Insomnio.
- Cansancio.
- Acidez, pirosis.
- Estreñimiento.
- Lumbociática.
- Dorsalgia.
- Prurito y picores en la piel.
- Contracciones de Braxton Hicks (contracciones irregulares de baja intensidad). Endurecimiento del vientre.

Tercer trimestre:

- Hipotensión en decúbito supino (boca arriba).
- Insomnio, estrés.
- Hipertensión. Valor de tensión arterial igual o superior a 140 mmHg o superior a 90 mmHg.
- Varices en las extremidades. Varices vulvares.
- Hipertonía uterina leve. Notarás el abdomen endurecido.
- Cansancio.
- Náuseas y vómitos (en algunos casos persisten en este trimestre).
- Acidez, pirosis (reflujo gastroesofágico).
- Hemorroides.
- Incontinencia, urinaria o fecal.

- Dolor en el coxis.
- Dolor abdominal.
- Dolor en la espalda.
- Polaquiuria (micción frecuente).
- Edemas (inflamación de manos, tobillos y piernas).
- Disnea (sensación de ahogo o falta de aire).
- Taquicardia leve.
- Dolor en los ligamentos pubocoxales.
- Dolor sacroilíaco.
- Ciática.
- Rampas.
- Síndrome del túnel carpiano (dolor en la muñeca y la mano).

A continuación enumeramos otras situaciones relacionadas con la gestación que pueden presentar otros síntomas y que requieren una adaptación especial:

- Gestaciones de gemelos.
- Amenaza de parto prematuro (APP).
- Retraso del crecimiento intrauterino (CIR).
- Síndrome del túnel metacarpiano.
- Síndrome varicoso, varices vulvares, hemorroides.

Si persiste la sensación de náuseas o vómitos a lo largo de la gestación, en la práctica de yoga has de evitar las posturas en las que bajes la cabeza y los ejercicios respiratorios, porque a veces estos últimos pueden empeorar este síntoma. En estos casos, es mejor hacer posturas sentada o de pie y dejar que la respiración se establezca de forma natural.

Las posturas con la cabeza hacia abajo tampoco las debes hacer si tienes la presión arterial un poco alta (igual o superior a 140/80 mmHg) porque el esfuerzo puede aumentar las palpitaciones del corazón. Consulta a tu médico si notas que las palpitaciones son muy recurrentes.

Vamos a ver ahora algunos motivos de alarma que se pueden presentar en cualquiera de las semanas de gestación. Conocerlos te puede ayudar a prever posibles complicaciones. En caso de producirse alguno de estos síntomas, hay que acudir al médico/hospital.[12]

---

[12] Departamento de Salud de la Generalitat de Cataluña. Protocol de seguiment de l'embaràs a Catalunya [Protocolo de seguimiento del embarazo en Cataluña]. Generalitat de Cataluña, Barcelona, 2005.

- Alteraciones visuales importantes.
- Dolor de cabeza muy intenso/cefaleas.
- Sensación de mareo.
- Náuseas muy frecuentes.
- Vómitos incontenibles.
- Problemas respiratorios.
- Dolores abdominales.
- Dolor en el epigastrio.
- Pérdidas de líquido o sangre por los genitales externos.
- Edemas exagerados en las extremidades inferiores (hinchazón, por la tarde, en otras zonas que no sean pies y tobillos, o en estos lugares si no desaparece con el reposo nocturno).
- Sensación de malestar general.
- Fiebre elevada.
- Molestias urinarias.
- Modificaciones de las características del flujo vaginal (color, olor o cantidad anormal).
- Diarrea intensa.
- Ausencia de la percepción de movimientos fetales a partir del quinto mes de gestación.
- Contracciones dolorosas

3

Conocimientos básicos
para la práctica del yoga

Āsana

El *āsana* (palabra en sánscrito) define lo que para nosotros, en Occidente, sería la posición o postura. *As* significa «estar», «establecerse», también puede tener otros significados como: «ser», «sentarse» o «sentirse seguro en una postura».

En *Yoga Sūtra* de Patañjali se explica que el *āsana* debe tener unas cualidades especiales: *sthira* (firmeza y actitud de alerta o atención) y *sukha* (bienestar).

Si una postura, ya sea dinámica o estática, no es confortable y no se realiza el esfuerzo justo, si no sientes *sukha*, entonces estás forzando la postura y, por tanto, no es una verdadera *āsana*. Las dos cualidades deben estar presentes en la postura.

Patañjali dice: «el *āsana* es la postura que se debe realizar con firmeza, estabilidad, constancia, y su ejecución debe ser nutritiva y no producir tensiones».[13]

Para ello, el *āsana* debe ser prudente, conocer desde dónde partimos y dónde queremos llegar. Hemos de saber elegir aquellas *āsana* que nos ayuden a avanzar en el conocimiento de nuestro cuerpo y de sus necesidades. «Se pueden conseguir estas cualidades en la postura reconociendo y observando cómo reacciona el cuerpo y la respiración en las diferentes posturas. Una vez que se conocen las reacciones, se pueden controlar las posturas paso a paso».[14]

---

[13] Patañjali, *Yoga Sūtra* II, 46.
[14] *Ibid.*, 47.

El cuerpo está cambiando continuamente desde la infancia hasta la vejez. Pero, en la gestación, los cambios se producen a lo largo de nueve meses. Durante este período de tiempo, el cuerpo identifica sus diferentes necesidades en la práctica de las *āsana*.

Reconoce tus necesidades más inmediatas… ¿Sientes tensión en los hombros? ¿Dolor en la zona de las lumbares? ¿Acaso te sientes inquieta? ¿Has descansado mal la noche pasada? El objetivo es practicar el *āsana* para mejorar estas molestias. Cuando puedas identificar la molestia o el lugar de tensión, podrás escoger la postura o posturas que contribuyan a mejorarlas, y, de esta forma, poco a poco podrás ir avanzando hacia otros objetivos.

Tú decidirás el grado de intensidad de tus movimientos. El movimiento de la cabeza, del tronco y de las extremidades puede ser más o menos intenso. En cada caso puedes utilizar elementos de soporte o ayuda (cojines, taburetes y puntos de apoyo) para hacer el *āsana*. Realizarla te ha de resultar fácil.

Empieza tu práctica de yoga con algunas *āsana* sencillas.

La semana de gestación en la que te encuentres y las circunstancias de tu embarazo te irán mostrando cuál es el grado de complejidad que puedes adoptar en tus movimientos. De esta forma, paso a paso, irás trabajando para conseguir el objetivo final: llegar al parto y al nacimiento de tu hija/o en plenas condiciones físicas y psíquicas.

Si ya practicabas yoga antes del embarazo, puedes seguir haciendo tu práctica. Tu punto de partida es diferente y muy probablemente podrás realizar una práctica más compleja. Eso sí, no has de practicar posturas de compresión abdominal, ni invertidas ni retenciones respiratorias. Siempre deberás tener en cuenta tus necesidades actuales y los síntomas que tengas.

Cada una de estas *āsana* tiene un nombre en sánscrito que define tanto su forma como la función, siendo la función de cada una de ellas más importante que la forma.

Los nombres de las *āsana* pueden hacer referencia a animales y plantas —*Vṛkāsana* (árbol), *Gomukhāsana* (postura de la vaca)—, a héroes legendarios —*Vrabhadrāsana* (héroe)— y a la forma o la función: *Uttānāsana*, *Trikoṇāsana*.

Para facilitar la utilización de este manual, a partir de ahora hablaremos de posturas.

Las posturas se pueden clasificar de distintas formas, en función de las posiciones del cuerpo en el espacio, con los efectos que esto puede tener en el cuerpo debido a la gravedad. Así, hablaremos de posición de pie, tendidas en el suelo, sentadas, de rodillas y posturas invertidas. También de apertura y de cierre. De apertura con extensiones, produciendo una buena apertura pulmonar, con una inspiración nasal. De cierre en las flexiones, sacando todo el aire de nuestro cuerpo, también por la nariz. Las partes del cuerpo que se mueven son: la cabeza, el tronco, los brazos y las piernas.

Los movimientos que se realizan son cuatro: hacia delante, hacia atrás, de giro y laterales.

Realizar una postura implica adoptar la postura, mantenerla y retornar a la posición inicial, acompañando la postura siempre con la respiración. En estos momentos es difícil saber cuál es el número de posturas existentes, ya que hay muchas variaciones de cada postura.

Durante el embarazo es inferior el número de posturas que se pueden realizar, sobre todo en las mujeres que empiezan su práctica cuando saben que están embarazadas y no han hecho nunca yoga. En los casos en que el embarazo se ha producido por fecundación *in vitro*, o en mujeres que han tenido abortos en gestaciones anteriores, es mejor ser prudentes e iniciar la práctica del yoga cuando el embarazo esté bien asentado; alrededor del cuarto mes suele ser un buen momento. Antes se puede iniciar una práctica de meditación y respiraciones suaves sentada.

El cuerpo es una unidad, y no debes olvidar que la práctica de yoga favorece la interacción entre el cuerpo, la mente y la respiración. Tu cuerpo puede afectar a tu mente, y viceversa. Por todo ello, en el embarazo debes tener en cuenta:

- El tiempo del embarazo (las semanas), los síntomas y las molestias.
- Las condiciones corporales.
- El grado de ansiedad, los miedos, los bloqueos.
- La actividad laboral.
- Circunstancias en las que se ha producido el embarazo, la evolución y las posibles patologías asociadas.
- La hora del día.

Estarás atenta a no sobrecargar la zona sacrolumbar, a no presionar el abdomen, ni la circulación de retorno.

Cuando realizas una postura y sientes tensión, es que aún no estás preparada para hacerla y has de buscar una forma más fácil y, poco a poco, podrás progresar en la práctica. La combinación del esfuerzo que tienes que realizar para hacer el movimiento, cómo sientes la respiración y el estado de la mente son los factores que te marcarán la progresión en la complejidad de la práctica. Recuerda: una buena postura ha de ser consciente, firme y cómoda a la vez.

Cuando observes que tu respiración es suave y profunda y la mente está más calmada, estarás preparada para iniciar una práctica. Pero el inicio debe ser suave, para que puedas ir trabajando tus necesidades en función de las semanas de gestación y los síntomas o molestias que experimentas.

Recuerda que los cambios que se van produciendo en el embarazo, debido al aumento del útero y a los cambios en la columna vertebral, entre otros motivos, te obligarán a adaptar constantemente la postura, el equilibrio y los movimientos de tu cuerpo, y que deberás restringir algunas posturas y buscar adaptaciones y modificaciones.

No te muevas durante tu práctica de forma mecánica, como si hicieras una tabla de gimnasia, procura que tus movimientos sean conscientes y armónicos, al tiempo que diriges la energía y la mente hacia aquella parte del cuerpo que estás trabajando.

A continuación, algunos consejos para aquellos casos en los que existe alguna patología previa:

- Si eres hipertensa o tienes problemas de visión como, por ejemplo, una miopía grave, durante el embarazo no adoptes posturas que impliquen bajar la cabeza por debajo de la altura del corazón.
- Si tienes hipotensión (tensión arterial baja) controla no cambiar de postura de forma repentina. Así, si estás tumbada en el suelo y quieres levantarte, primero ponte de lado, realiza unas respiraciones, incorpora un poco la cabeza y ayúdate de los brazos para incorporarte, y luego quédate unos segundos sentada antes de ponerte en pie. Si te mareas en la calle, siéntate, haz unas cuantas respiraciones y date unos minutos para recuperarte. Si no sabes dónde sentarte, hazlo en el suelo, hasta que te sientas lo suficientemente bien como para levantarte. (Si practicas yoga regularmente, notarás que estás más receptiva a los cambios e identificarás con más facilidad síntomas que te avisan de un posible contratiempo: sensación de mareo, de estómago, sudoración, etc.).
- Si tienes alguna afección o patología en la espalda, comienza siempre con posturas muy suaves, haciendo ajustes para facilitar el movimiento y sentirte cómoda. Siempre que lo necesites, usa almohadas que te faciliten la postura o practica sentada en una silla, y procura empezar tu práctica con movimientos suaves que no requieran esfuerzo, como, por ejemplo, moviendo despacio la cabeza.

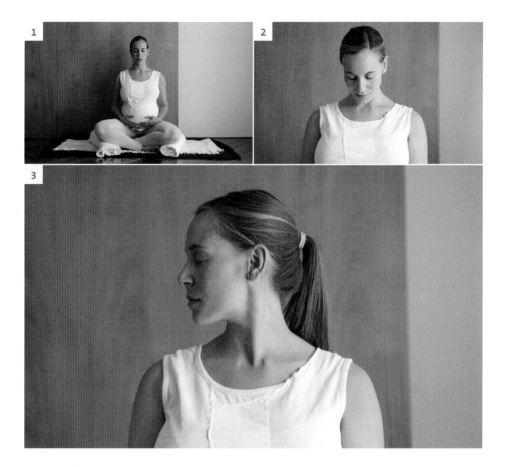

Deja que la respiración se produzca de forma natural. Si estás sentada en el suelo, pega la espalda a la pared y, si lo necesitas, estira las piernas y pon algún cojín bajo las rodillas, para suavizar la postura. **(Foto 1)**.

Empieza observando tus cervicales y la parte alta de la espalda. Afloja la boca y los hombros… Y ahora haz movimientos suaves con la cabeza de un lado a otro, adelante y atrás, volviendo siempre al punto de partida. Este ejercicio te ayudará a identificar el grado de tensión del cuerpo. **(Fotos 2 y 3)**.

El secreto está en hacer cada postura con lentitud, fijándote en cómo entras en ella, cómo la mantienes y cómo sales, observando las sensaciones que experimenta tu cuerpo. No te estires, ni hagas ningún tipo de flexión que te cause dolor. Intenta relajarte en cada una de las posturas que vayas trabajando. Pero, sobre todo, nunca hagas una postura que te produzca:

- Dolor.
- Sensación de mareo.
- Dificultad en la respiración.

Y, ante todo, permanece atenta a lo que está pasando en ti en cada momento.

A continuación algunos consejos generales para tu práctica de yoga mientras estés embarazada:

- Sigue un orden en las posturas: de pie, sentada, tumbada en el suelo; o bien tumbada en el suelo, sentada, de pie.
- Establece una progresión en la ejecución de las posturas, reservando la que sea más intensa para realizarla en medio de la práctica.
- No dejes nunca de observarte, de ver cómo estás y qué necesitas.
- Después de haber hecho una postura que ha requerido un esfuerzo, haz una postura de compensación para relajarte y traer a tu cuerpo de vuelta al punto de partida.
- Valora el estado de la mente y el ritmo de la respiración; afloja todo el cuerpo; empieza tu práctica con posturas sencillas como, por ejemplo, levantar los brazos con el fin de preparar el cuerpo poco a poco para luego ir progresando y poder hacer posturas más activas, si lo deseas.
- Si practicas por la mañana, seguramente te sentirás bien iniciando la práctica de pie, expandiendo los brazos y trabajando también el tronco. Y si la práctica es por la tarde-noche, quizá te apetezca más empezar sentada o echada en el suelo, adoptando posturas que te ayuden a relajar la mente y la respiración.

Forma y función de las posturas

El objetivo no es necesariamente conseguir la forma clásica de la postura, sino sus beneficios. Por tanto, si lo necesitas, busca alternativas de la postura que te ayuden a conseguir la misma finalidad, acomoda la postura a tus necesidades.

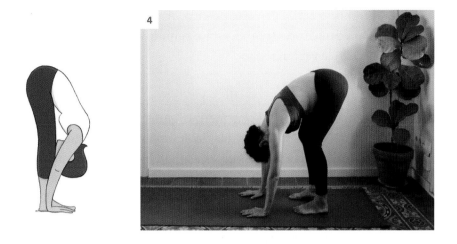

Ejemplos:

Uttānāsana

Posición de partida, de pie con las piernas paralelas, postura simétrica, en la que el tronco se flexiona hacia delante con las piernas estiradas, las manos en el suelo, poniéndolas al lado de los pies y la cabeza en las rodillas.

La función de esta postura es estirar la parte posterior de la espalda, las lumbares y el sacro, eliminar la tensión acumulada en brazos, hombros y cuello, y comprimir el abdomen.

Durante el embarazo, elimina una parte de la función de esta postura: la compresión abdominal. Mantén el estiramiento de la columna vertebral y haz las adaptaciones que precises, según cuál sea el momento de la gestación en el que te encuentres. Las adaptaciones te permiten mantener alguna de las funciones de la postura y eliminar las que pueden ser contraproducentes en la gestación.

Veamos algunas adaptaciones:

Separa las piernas para dejar espacio al abdomen, coloca las manos un poco adelante para aumentar el punto de apoyo y afloja las rodillas. **(Foto 4)**.

Cuando practiques *Uttānāsana*, no olvides:

- Mantener los ojos abiertos.
- Adaptar la apertura de las piernas a tu estado de gestación, buscando el equilibrio y confort para tu abdomen.

- No iniciar tu práctica con esta postura. Antes haz alguna otra postura que te ayude a prepararte (por ejemplo: subir los brazos con la inspiración y bajarlos con la espiración).

Cómo hacer la postura

Busca el punto de apertura de las piernas que te haga sentir segura, manteniendo las piernas y pies paralelos. Inspira levantando los brazos por delante de tu cuerpo y llevándolos a la vertical. Al espirar, baja el cuerpo por delante llevando las manos al suelo. Vuelve a inspirar subiendo el cuerpo, con los brazos de nuevo por delante del cuerpo, buscando la vertical. Espira y lleva los brazos a los lados del cuerpo.

Beneficios

En cada una de las adaptaciones de *Uttānāsana* que te mostraremos mantienes una de las funciones y de los beneficios que se quiere conseguir con la práctica de esta postura: «el estiramiento de la espalda», al separar las piernas y bajar hacia delante. También liberas la presión en la pelvis y en el suelo pélvico.

Contraindicaciones en la gestación

- Si tienes molestias gástricas, reflujo, pirosis.
- Retención de líquidos en extremidades inferiores.
- Problemas de tensión en la espalda, especialmente en los hombros o parte alta de la espalda.
- Problemas de visión graves.
- Hipertensión.

Si tienes alguno de estos problemas, realiza algunas de las adaptaciones que te mostramos a continuación.

(Fotos 5, 6 y 7). Con esta adaptación colocas las manos en los tobillos. Al final de la gestación, puedes ayudarte apoyándote en la pared, o bien usando un taburete o una silla. (Fotos 8, 9 y 10 de la página 54).

(Fotos 11, 12 y 13 de la página 55). En esta adaptación, no bajas tanto la cabeza y generas mucho movimiento en la parte baja de la espalda. Al suavizar las rodillas, buscas el punto justo de trabajo. Coloca los brazos detrás de la espalda con las manos juntas encima de las lumbares/sacro.

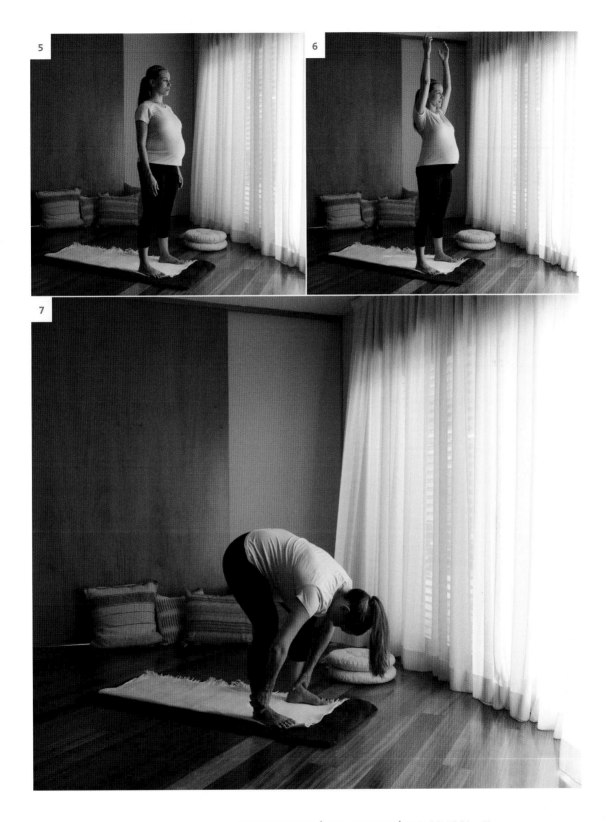

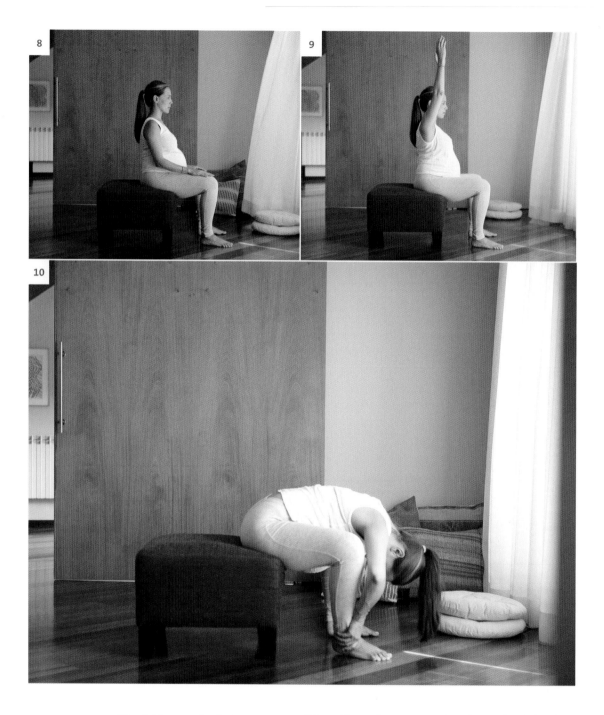

También puedes hacer esta modificación más suave, más adecuada al final de la gestación, seguramente deberás abrir más las piernas. El punto de partida es el mismo: de pie con los brazos a los lados del cuerpo. Al inspirar, levántalos por delante hasta la vertical; al espirar, los bajas y pones las manos en las ro-

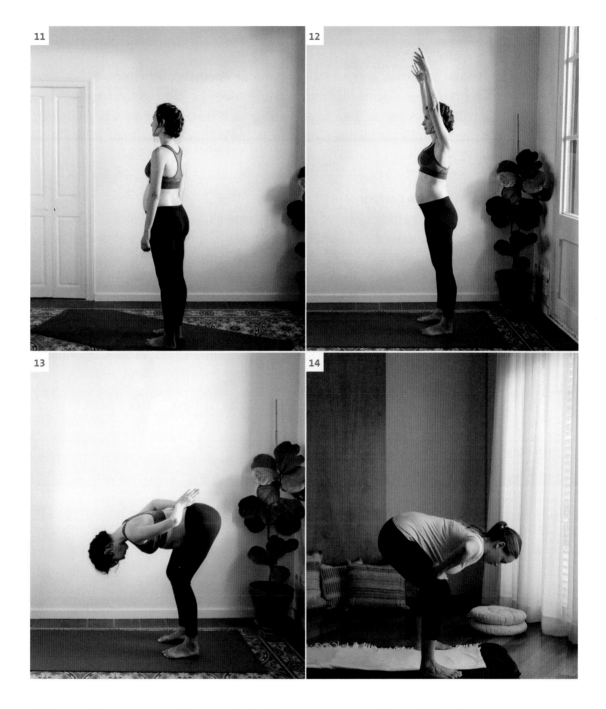

dillas. Vuelves a inspirar levantando los brazos y espiras volviéndolos a bajar a los lados del cuerpo. Con esta adaptación, mantienes la cabeza más alineada con la columna, no lo bajas hacia el pecho (indicación en caso de hipotensión o hipertensión). **(Foto 14)**.

Postura simétrica, con un estiramiento de la espalda más intenso. Al estirar los brazos por delante del tronco, estiras todos los músculos extensores de la espalda y las caderas. Esto requiere un gran esfuerzo en la espalda y, también, tener unas piernas fuertes. Comprueba que no hay sobresfuerzo. (Fotos 15, 16 y 17).

Cómo hacer la postura

El punto de partida es de pie, con las piernas paralelas y los pies alineados con las piernas, dejando una apertura de piernas cómoda para el abdomen. Al

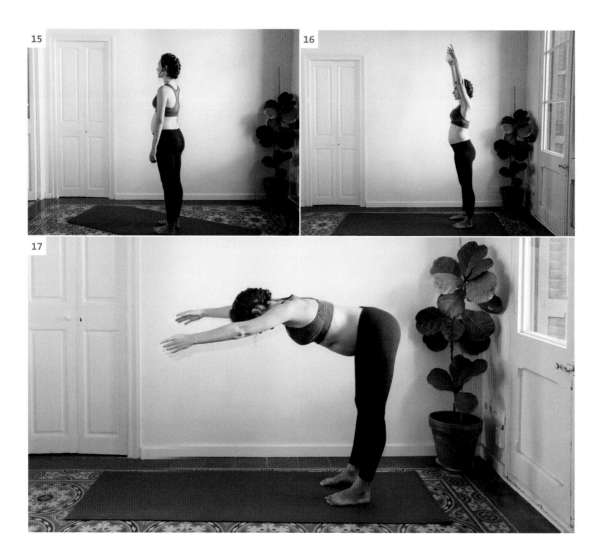

inspirar eleva los brazos por delante del cuerpo a la vertical, al espirar pon el cuerpo en ángulo recto, con los brazos estirados por delante. Vuelve a inspirar regresando a la vertical y, al espirar, baja los brazos a los lados del cuerpo.

Beneficios

- Ayudas a desarrollar la fuerza en las piernas.
- Ayudas a mantener el equilibrio.
- Produces un estiramiento de la espalda y las caderas.
- Liberas tensión en el suelo pélvico.

Contraindicaciones en la gestación

- Está contraindicada si tienes tensión en la espalda.
- Al final de la gestación, por el esfuerzo que puede suponer.
- Si tienes varices.
- Retención de líquidos en las extremidades.

Adaptaciones de la postura:

Si tienes alguno de los síntomas o problemas de salud mencionados, esta adaptación es la mejor para ti. Busca un apoyo para las manos y dobla un poco las rodillas para realizar la postura. De esta forma, no haces esfuerzo en la espalda, pero puedes sentir igualmente el estiramiento de toda la musculatura posterior del cuerpo. **(Fotos 18, 19 y 20 de la página siguiente)**.

Postura y compensación

Las posturas de compensación te ayudan a reparar los posibles efectos negativos que hayas podido provocar en tu cuerpo al hacer una postura en la que, al movilizar determinados músculos y articulaciones, has podido generar sobrecarga, alguna molestia o, a veces, incluso, una contracción. Esto puede ser debido a no haber hecho la postura de la forma correcta, o a que quizá tu cuerpo aún no estaba preparado para trabajarla.

Al compensar la postura se minimiza el efecto de acumular tensión para así poder seguir con la práctica. Otro motivo para compensar es volver a situar el cuerpo a su condición normal, al punto de partida, a su eje, en especial si has hecho posturas asimétricas.

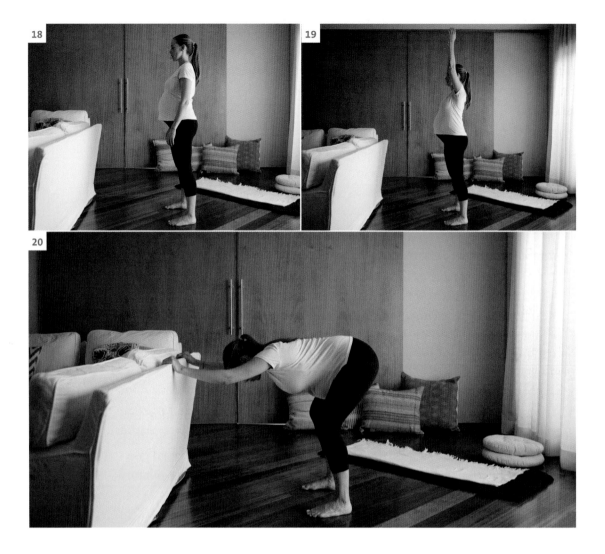

Todas las posturas yóguicas se correlacionan con diferentes posturas de compensación. Has de buscar la adecuada en función del lugar donde sientas la tensión.

Algunos ejemplos: al hacer *Uttānāsana*, has podido generar tensión en las piernas, para compensar harás una postura de cuclillas –postura de *Mālāsana* (pág. 126) o hacer *Apānāsana* (págs. 61-62).

Cómo hacer la postura

En decúbito supino, con las piernas dobladas paralelas, apoya bien las plantas de los pies, lo más cerca que puedas a tus nalgas, siente la columna bien pegada al suelo, suaviza los hombros y las cervicales, no aumentes la curvatura de las cervicales. No debes sentir tensión en la cabeza, coloca los brazos a los lados del cuerpo.

Con la inspiración, levanta los brazos por delante del cuerpo hasta colocarlos por encima de la cabeza en contacto con el suelo, al mismo tiempo que desplazas el abdomen hacia arriba. No fuerces la curvatura lumbar. Con la espiración, baja los brazos por delante y los vuelves a poner a los lados del cuerpo. Baja el cuerpo poco a poco, sintiendo cómo enganchas la columna vertebral en el suelo. Haz la postura tomando conciencia del tronco y de la pelvis en reposo. **(Fotos 21-22, pág. 60)**.

Si no te sientes cómoda, puedes adaptar los brazos colocándolos abiertos en cruz a la altura del pecho. **(Foto 23)**.

Reposa al inicio y al final, y siempre que tengas la necesidad de descansar.

La respiración durante la práctica de las posturas debe ser lenta y regular, sin mostrar momentos de ahogo. Si se da esta circunstancia, detente y respira normal, hasta que la respiración vuelva a ser suave. Descansa antes de continuar. **(Foto 21)**.

Beneficios

- Estiras y aumentas la flexibilidad de la espalda.
- Mejoras la tensión del cuello y la parte alta del hombro.
- Refuerzas los músculos de las piernas y de los glúteos.
- Das espacio al abdomen.
- Liberas la tensión en el suelo pélvico.

¡Ojo!: puedes sobrecargar las lumbares y las cervicales, ya que esta postura requiere un esfuerzo en toda la espalda. Prueba primero a levantar la pelvis y buscar el punto justo en el que no sientas tensión en las lumbares. También puedes ayudarte sosteniendo las nalgas con las manos.

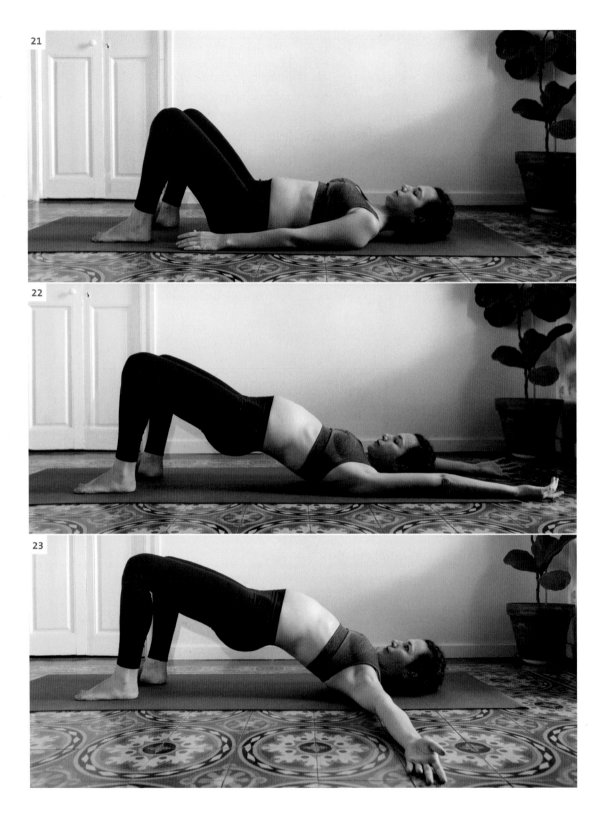

Contraindicaciones en la gestación

- Tensión o dolor en la parte alta de la espalda (dorsales, hombros y cervicales).
- Reflujo o acidez.
- Dificultad en la respiración.
- Tensión o dolor en los ligamentos redondos del útero.
- Gestación avanzada.

En el caso de tener molestias en las lumbares, haz la postura de forma más suave: deja las vértebras dorsales pegadas al suelo y desplaza con cuidado el sacro hacia arriba, sin despegar las dorsales del suelo.

Después de realizar esta postura, haz otra para compensar el esfuerzo; realiza *Apānāsana*.

Apānāsana

Postura compensatoria

Apānāsana se utiliza a menudo para compensar el esfuerzo de algunas de las posturas que se realizan con la columna o el vientre en contacto con el suelo, o bien de alguna de las posturas que se hacen sentadas en el suelo.

Tiene otras funciones importantes: *apāna* hace referencia a la zona del abdomen y bajo vientre. Al llevar las piernas hacia el abdomen y generar una compresión de este, favorece el tránsito intestinal y la defecación. También favorece el equilibrio de toda la parte inferior del abdomen, aparato reproductor, el excretor y suelo pélvico, aunque en el embarazo suprimiremos la función compresora del abdomen, dando espacio al vientre.

Busca el confort a la hora de realizar esta postura, poniendo las piernas a los lados del abdomen. Es una postura de repliegue del cuerpo a una postura fetal que te permite sentir sensaciones de regresión, y también es una postura simétrica que ayuda a buscar el equilibrio después de la práctica de otras posturas. **(Fotos 24 y 25 de la página siguiente).**

Cómo hacer la postura

Pon cómodamente las piernas dobladas al lado del abdomen sin comprimirlo, colocando con suavidad las manos a los lados de las rodillas, sin hacer fuerza. Si sientes tensión en los hombros, coloca las manos por debajo de las rodillas, en contacto con los muslos.

Observa los puntos de contacto del cuerpo con el suelo. Al inspirar, desplaza las piernas un poco hacia delante hasta estirar los codos. Al espirar, vuelve a la postura de partida.

Las piernas deben estar paralelas y tan abiertas como ancha sea la pelvis. Los pies alineados a las piernas, facilitando la apertura de la pelvis menor.

¡Ojo!: no bascules la cabeza, comprueba que la barbilla está orientada hacia tu pecho, y la cara y las mandíbulas, relajadas. En esta postura es mejor no utilizar ningún cojín debajo de la cabeza.

Haz los movimientos lentamente para aflojar las lumbares y el sacro.

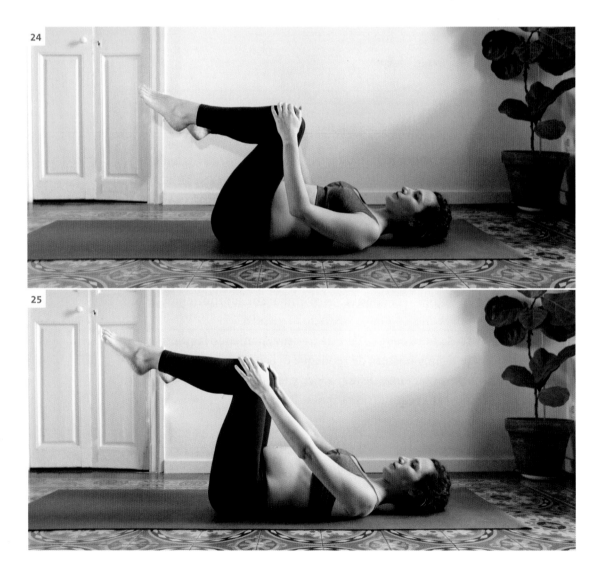

Beneficios

- Facilitas la simetría y apertura de la pelvis menor.
- Proteges los músculos anteriores del abdomen.
- Liberas el suelo pélvico de la presión.
- Facilitas la circulación de retorno.
- Favoreces la defecación.
- Estiras las lumbares y el sacro.
- Te permite descansar entre postura y postura.
- Te ayuda a identificar el abdomen y su respiración.
- Se puede usar antes de la relajación y también después, para sentir el eje vertebral en contacto con el suelo.

Contraindicaciones en la gestación

- Reflujo o acidez.
- Dificultad en la respiración.

Adaptaciones, modificaciones y variaciones en el embarazo

A lo largo del embarazo se van produciendo cambios que requieren utilizar modificaciones, adaptaciones y variaciones de las posturas clásicas del yoga. Hemos visto algunas adaptaciones a la postura de *Uttānāsana* en las páginas 51-52.

Al modificar los movimientos de los brazos y de las piernas, se puede intensificar o disminuir el trabajo de la espalda, el pecho y el abdomen. Adapta en cada caso la postura en función del crecimiento del útero y las necesidades que vayas teniendo.

Puedes ver algunas de las variaciones de *Apānāsana* que acabo de mostrar.

Ejemplos

El punto de partida de la postura puede ser con el apoyo de los pies en la pared o en un mueble fijo. Pon las manos suavemente en las rodillas y, con la espiración, acerca las piernas a los lados del abdomen. Al inspirar, vuelve a poner los pies en contacto con el mueble o pared. **(Fotos 26 y 27 de la página siguiente).**

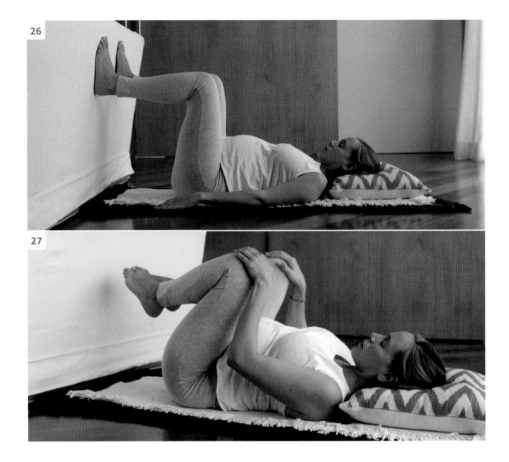

Cómo hacer otra postura desde la misma posición

Acostada boca arriba, flexiona las piernas, manteniendo los pies en contacto con el suelo, procurando mantener una apertura que favorezca la comodidad de la pelvis. La espalda pegada al suelo y los brazos a los lados del cuerpo. Al inspirar, levanta el brazo derecho estirándolo hacia atrás, por encima de tu cabeza, hasta tocar el suelo, y luego espira subiendo al lado del abdomen la pierna izquierda con la rodilla doblada. Vuelve a inspirar bajando el pie de nuevo al suelo y luego espira llevando el brazo otra vez junto al cuerpo. Repite la secuencia ahora con el brazo izquierdo y la pierna derecha. Repite cuatro veces el movimiento con cada lado. **(Fotos 28, 29 y 30)**.

Beneficios

- Abres la pelvis menor.
- Liberas el suelo pélvico de la presión.

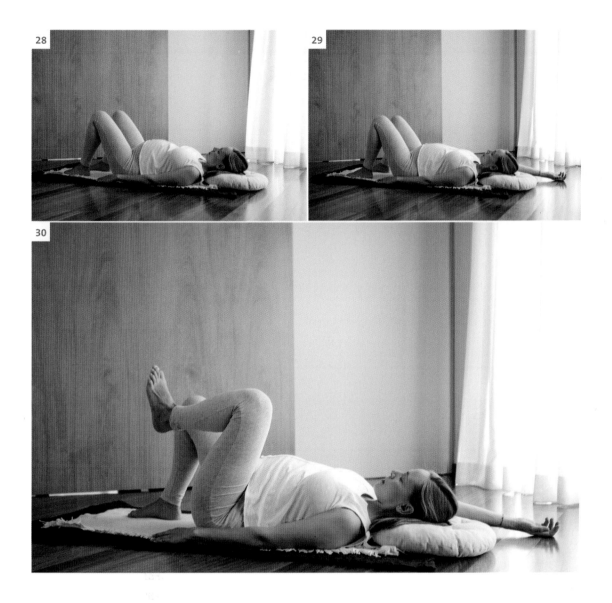

- Facilitas la circulación de retorno.
- Favoreces la defecación.
- Estiras las lumbares y el sacro.
- Estiras la parte superior del tronco.

Contraindicaciones en la gestación

- Reflujo o acidez.
- Dificultad en la respiración.

4

Mecanismo de la respiración

Al respirar se produce un intercambio de gases. Las células del cuerpo necesitan recibir oxígeno, generar energía y eliminar dióxido de carbono. El organismo realiza el intercambio de oxígeno en dos tiempos; la respiración celular se produce al transportar oxígeno desde la atmósfera, a través de las vías respiratorias a los pulmones, y desde los alvéolos pulmonares a la sangre y a las células de todo el organismo.

El aparato respiratorio es bidireccional, el gas entra y sale. El aparato circulatorio transporta los gases hasta y desde las células.

Para su conducción, el aparato respiratorio tiene unas vías respiratorias que aseguran el transporte de los gases.

- Vías respiratorias altas: fosas nasales y laringe.
- Vías respiratorias bajas: tráquea, bronquios y pulmones.

El aparato respiratorio y el sistema circulatorio trabajan juntos con el fin de aportar el oxígeno a todas las células del cuerpo humano.

El otro protagonista en el proceso respiratorio es el diafragma, órgano clave en la respiración y, de una forma especial, durante la gestación. El diafragma tiene forma de bóveda. El corazón y los pulmones están colocados por encima de él y, por debajo, se encuentran el hígado, el estómago y el bazo.

Cuando inspiramos, el diafragma se contrae y se desplaza hacia el abdomen, prolongando la cavidad torácica y permitiendo que los pulmones se llenen del aire inspirado. Los músculos intercostales también se contraen, ayudando a las costillas y al esternón en la acción de desplazamiento hacia arriba, y los músculos de la espalda se alargan, expandiendo las costillas y aumentando la cavidad torácica.

Con la espiración, el diafragma se relaja y se desplaza hacia arriba, acortando la cavidad torácica para facilitar la salida del aire desde los pulmones, a través de la nariz o de la boca, y los músculos intercostales se relajan.

Con este movimiento rítmico, el diafragma masajea los órganos que están situados por encima y por debajo de él, estimulando sus funciones.

Desde nuestro primer suspiro al nacer, la respiración se produce de forma natural y fisiológica a lo largo de nuestra vida. Los cambios en la respiración se dan en función de nuestra actividad física y del estado de nuestra mente, por lo que está constantemente cambiando. El estado físico, el psíquico, el estrés, la altura, la constitución, el peso, los hábitos respiratorios y la alimentación influyen en nuestra respiración.

Reconocer la respiración
Tiempo para la observación

La respiración es un proceso involuntario. Puedes sentarte, cerrar los ojos y obsérvala. Este, sin embargo, no es un ejercicio fácil, ya que requiere cerrarse a los estímulos exteriores y mantener la atención en una sola dirección durante un rato. Observar la respiración sin interferir en ella puede ser una experiencia iluminadora; este proceso se llama respiración consciente pasiva.

Observa cómo entra el aire a través de las fosas nasales, cómo llega al pecho, cómo este se mueve y se llenan los pulmones. Observa cómo se ensanchan las costillas, a los lados del tronco, luego la espalda, el vientre…, y después cómo vuelve a salir el aire de tu cuerpo.

Haz esta observación cada día un rato. Te ayudará a reconocer la respiración y tus ritmos, y podrás experimentar los efectos beneficiosos de este ejercicio en tu mente.

> «Tiempo para observar y conocer».
> «La respiración es el límite entre tu cuerpo y tu mente».[15]

---

[15] Thich Nhat Hanh. *Hacia la paz interior*. Editorial Debolsillo, Barcelona, 2010.

Observa cómo es la respiración en momentos de tranquilidad: cuando acabas de despertarte, cuando miras un paisaje, o en otras situaciones que te dan paz. Conduce tu mente durante unos segundos a la observación del ritmo de tu respiración. ¿Qué se mueve? ¿Hasta dónde llega? Pon una mano sobre el pecho y otra sobre el vientre y observa el movimiento que se genera en estas dos partes del cuerpo.

También puedes colocar las manos a los lados de la caja torácica y notar cómo se abre y las sensaciones que experimentas en la espalda.

Observa si la respiración es profunda o superficial, si es más larga la inspiración o la espiración… Quédate un rato observando y escuchando cómo entra y sale el aire del cuerpo.

La respiración es una herramienta natural y muy eficaz para evitar la distracción de la mente; es el puente que une la vida con la conciencia, el cuerpo con los pensamientos (la mente).

Si la mente se distrae, utiliza la respiración para ser consciente de esa distracción. Conecta la mente y la respiración. Este pequeño ejercicio te ayudará a aumentar la capacidad de concentración. **(Foto 1)**.

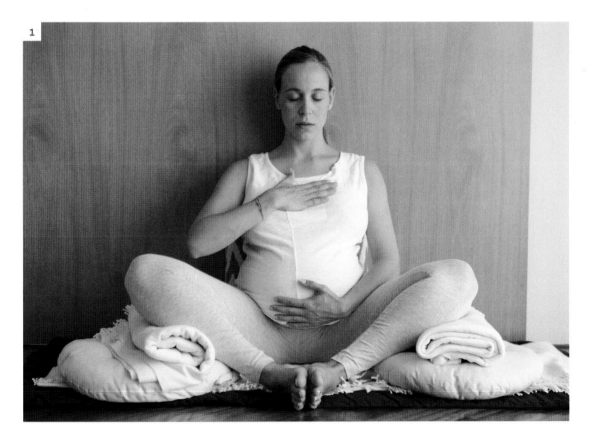

1

Respiración y movimiento

La respiración te ayudará en la práctica de las posturas. El cuerpo y la respiración están unidos de forma inseparable. Con la postura se puede desarrollar la fuerza y la flexibilidad; la respiración facilita el movimiento. Recuperar la atención en la respiración y vincularla al movimiento de la postura te ayudará a estabilizar la mente.

Observa la respiración unida al movimiento: con la inspiración, haz los movimientos de apertura y de extensión; con la espiración, los movimientos de cierre y descenso. Inspira y espira a través de la nariz para sentir los beneficios del proceso respiratorio.

Cuando te inicias en la práctica del yoga, no siempre resulta fácil integrar la respiración al movimiento. A veces puedes sentir que el aire no te llega, o que tienes que hacer el movimiento de forma más rápida para coordinarlo bien con la respiración.

Según las posturas que estés haciendo, la respiración se ubicará en un lugar del cuerpo o en otro, dependerá del esfuerzo que hagas, de la postura y de cómo está tu mente en ese momento. Al principio, cuando empiezas a practicar, mantener la atención constante en identificar en qué lugar del cuerpo sientes la respiración requiere un gran esfuerzo de concentración, para el que quizá todavía no estás preparada. No quieras correr, poco a poco, a medida que avances en la práctica, de forma natural te resultará más fácil.

El objetivo es descubrir cómo el cuerpo respira durante la ejecución de la postura, sin imponerte ningún esfuerzo, haciendo las respiraciones que necesites, observando de vez en cuando los efectos de la respiración en tu cuerpo: cómo al entrar el aire se expande la caja torácica, la espalda, el abdomen, y lo que ocurre cuando el aire sale… También puedes observar si el movimiento es rápido o más lento, en función de lo que dura la respiración, en los dos tiempos (la inspiración y la espiración).

Cuando la mente se aleja de este trabajo, no estás haciendo una postura de calidad. La respiración durante la práctica de las posturas debe ser lenta y regular, sin mostrar momentos de ahogo. Si se da esta circunstancia, detente y descansa antes de continuar. Si empiezas con movimientos sencillos, te será más fácil observarte.

Coloca los brazos a los lados del cuerpo, al inspirar levántalos por delante y, con la espiración, bájalos también por delante. **(Fotos 2-3, pág. 71)**.

Prueba a hacer lo mismo ahora subiendo los brazos por los lados del cuerpo y bajándolos también por los lados. **(Foto 4, pág. 71)**.

Observa la diferencia y reconoce en qué puntos del cuerpo has sentido tensión. ¿Quizá en los hombros? ¿En las vértebras dorsales? ¿Has estirado demasiado los brazos? Prueba a hacer el mismo movimiento sin llegar a estirar tanto los brazos, deja espacio entre las orejas y los hombros.

Unir conscientemente el movimiento y la respiración te ayudará a percibir las resistencias del cuerpo. Deja que sea la respiración la que te guíe mientras realizas las posturas.

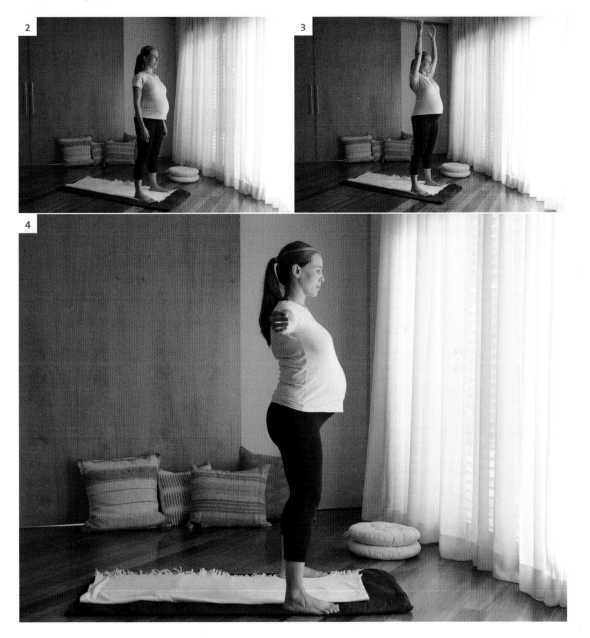

Si acortas el movimiento de los brazos, seguramente notarás que la respiración te resulta más fácil, no sentirás que te falta el aire. Si no fuerzas, poco a poco la respiración será más suave, más larga, y el movimiento más lento.

Unir conscientemente la respiración y el movimiento de la postura es la base de la práctica del yoga. Tu mente debe estar atenta a esta unión (movimiento y respiración). De esta forma, la respiración ya no se producirá de forma automática, será un proceso consciente.

Te puede ayudar el hacer pausas cortas al final del movimiento, antes de iniciar una nueva secuencia.

Realizar la respiración (inspiración y espiración) de forma consciente te ayudará a reforzar la coordinación natural de la respiración y el movimiento.

Las reglas fundamentales para coordinar la respiración y el movimiento son:

- Cuando abrimos o expandimos el cuerpo, inspiramos.
- Cuando cerramos o contraemos el cuerpo, espiramos.

Para ser consciente de la respiración y darte tiempo para ir asimilando la unión del movimiento y la respiración, haz una respiración entre un movimiento y el siguiente. Si no estás atenta a este proceso, la práctica puede ser mecánica y puedes perder tu atención. Cuando eso ocurre, ya no estás practicando yoga.

Lo más importante en tu práctica es encontrar el ritmo de la respiración que necesitas, para sentir que estás concentrada en el trabajo. De esta forma, harás el camino hacia donde quieres llegar, teniendo presente dónde estás y cuáles son tus capacidades.

Cuando practicas una postura, debes dirigir la atención hacia un punto central del movimiento de la respiración. Cuando inspiras, se mueve el pecho hasta el ombligo; cuando espiras, el movimiento lo sientes en el abdomen. Es importante concentrarte en estos dos movimientos. Ubicar la atención de la mente en estos dos movimientos respiratorios te ayudará a desarrollar la capacidad de concentración.

Estás embarazada, escucha tu cuerpo y date el tiempo que necesitas para realizar las posturas. Antes de hacer la siguiente, date un espacio, respira… Puedes poner las manos encima del abdomen y sentir que el aire llega hasta tu bebé y cómo te ayuda a relajar tu útero.

Si estás en decúbito supino (boca arriba, con las piernas dobladas y los pies en contacto con el suelo) o sentada y acabas una postura, inspira profundamente, llena tu pecho, siente cómo se ensanchan las costillas y luego nota el aire

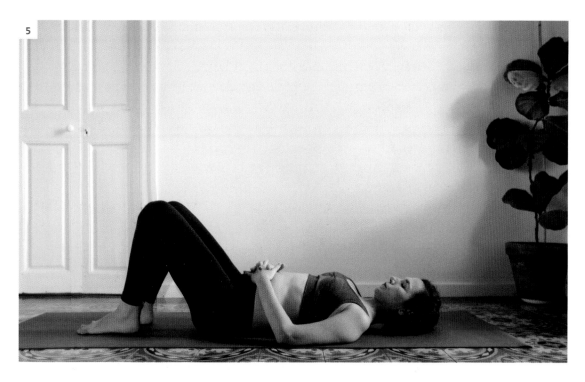

en tu abdomen. Espira observando el recorrido inverso del aire, desde el vientre, pasando por el pecho y saliendo por la nariz. ¡¡¡Observa!!!

Con esta respiración profunda liberas tensiones en el diafragma, abres la caja torácica y alargas la columna vertebral dando espacio a la espalda. Al hacer más larga la espiración, eliminas tensión y relajas la mente. Es muy útil realizarla entre postura y postura y entre contracción y contracción cuando estés de parto. **(Foto 5)**.

Siente el efecto de la respiración acompañando el movimiento para conseguir que la postura elegida genere efectos beneficiosos en tu cuerpo y en tu mente.

5

Prāṇāyāma

Desde el momento que tomamos conciencia de la respiración, podemos hablar de *prāṇāyāma*. Cuando somos conscientes de la respiración, dejamos de respirar como lo hacemos habitualmente, y nuestra respiración se alarga. *Prāṇāyāma* también se puede traducir como el alargamiento de la respiración. *Prāṇa* tiene diferentes significados: «fuerza viva», «energía que fluye dentro de nosotros», «aliento». *Āyāma* significa «estirar», «extender», «conducir», «amplitud», «regulación», «restricción y control», y *āyāma* describe la acción del *prāṇāyāma*.

Prāṇa hace referencia a la energía que hay en el aire que respiramos y que inspiramos por la nariz. También encontramos energía en los alimentos. *Prāṇa* es la energía contenida en la parte alta del cuerpo, desde el ombligo hacia arriba. La energía que está presente en nuestro entorno. La suma de todas las energías del universo. Absorbemos el *prāṇa* del exterior para llevar a cabo los procesos vitales. Nuestro cuerpo físico sin la energía del *prāṇa* no tiene capacidad para moverse.

Los órganos por donde absorbemos la energía son: la piel, la lengua, la nariz y los pulmones. A través de la piel, tomamos la energía del sol; a través de la lengua, la energía de los alimentos. Pero la nariz es el órgano más importante por donde absorbemos el *prāṇa*, ya que el aire es el alimento esencial de los pulmones, donde se produce el paso del oxígeno a la sangre. Uno de los objetivos del *Prāṇāyāma* es estimular la respiración celular, que es la responsable de las funciones de los sistemas fisiológicos, cardiovascular, digestivo, endocrino y mental, y de nuestros sentidos.

Prāṇāyāma está relacionado con la conciencia y la atención. Un ejemplo: cuando la mente se concentra en una parte del cuerpo, como puede ser una mano o un pie, *prāṇa* es la fuerza que hay detrás de esta concentración. *Prāṇa*, por tanto, no es solo el aire. La respiración es la expresión de *prana*, la expresión de la vida y de la fuerza que existe detrás de ella.

Patañjali explica los efectos de los *Prāṇāyāma*: «Mientras nuestra respiración sea serena, *prāṇa* estará sereno y también nuestra conciencia».[16] En los *Yoga Sūtra* describe la relación entre respiración y conciencia, y recomienda la práctica de *prāṇāyāma* para estabilizar la energía y la conciencia.

En el *prāṇāyāma* se da más énfasis a la espiración utilizando el abdomen. Al sacar el aire, primero desde el abdomen y luego desde el pecho, la espiración tiene un efecto calmante y relajante. Hacer consciente este proceso supone activar el uso voluntario de los músculos abdominales y de los músculos auxiliares de la respiración del tronco. *Prāṇa* es la energía que los hace mover, así como la responsable de todas las funciones de la vida.

La inspiración y la espiración se realizarán por las fosas nasales.

Para practicar *prāṇāyāma*, se buscará una postura adecuada a cada situación y a cada semana de gestación, con la idea de poder mantenerla con comodidad, procurando que la mente vaya calmándose y, poco a poco, se concentre.

El *prāṇāyāma* está dividido en cuatro fases:

- *Pūraka prāṇāyāma* (llenar pulmones): inspiración.
- *Kumbhaka prāṇāyāma*: retención del aire con los pulmones llenos.
- *Recaka prāṇāyāma* (vaciado de los pulmones): espiración.
- *Bāhya kumbhaka prāṇāyāma*: retención con los pulmones vacíos.

Las posibles combinaciones de estas cuatro fases pueden producir diferentes ritmos de respiración.

No se recomienda hacer retenciones durante el embarazo, aunque puedes reconocer las pausas entre la espiración y la inspiración.

La respiración y las emociones

Las emociones son estados afectivos que experimentamos, reacciones subjetivas que pueden producir cambios en nuestros sistemas fisiológico y endocrino. Cada persona experimenta y expresa de una forma diferente sus estados de ánimo y emociones, en función de las experiencias vividas, las circunstancias, etcétera.

---

[16] Patañjali. *Yoga Sūtra* II, 49-53.

Durante la gestación, el parto y la maternidad, las emociones están vinculadas a muchos cambios, los cuales se van sucediendo de forma constante y pueden generar miedo a lo desconocido, inseguridad, sentimientos de ambivalencia y angustia… Y la expresión de estos sentimientos puede ser a través de emociones como la alegría, ira, irritabilidad o tristeza. En el embarazo, las emociones están muy presentes y surgen más fácilmente.

Los cambios fisiológicos ligados a nuestras emociones tienen diferentes expresiones: sudoración, dilatación de las pupilas, temblor, enrojecimiento de la piel, respiración acelerada y aumento del ritmo cardíaco, entre otras. Cuando una situación nos asusta y provoca miedo, el cuerpo reacciona activando las glándulas suprarrenales, con la secreción de cortisol, y provocando los síntomas señalados. El cortisol es una hormona relacionada con el estrés que altera la normalidad en el metabolismo de las células. Puede dilatar los bronquios, aumentar el volumen de la sangre, hacer que los músculos se contraigan. De hecho, un exceso de cortisol puede causar enfermedades como la diabetes y la hipertensión.

Las emociones contenidas, no expresadas, generan determinados bloqueos en el diafragma y en la mente. Si el diafragma se tensa de forma continua debido a emociones contenidas, notaremos molestias musculares y alteraciones en el ritmo respiratorio, porque el diafragma no está permitiendo que circule el aire con plenitud, ni la energía vital que este genera. La respiración en estos casos suele ser superficial y muy restringida; incluso puede generar molestias musculares y dolor, e imposibilitar que hagamos correctamente las posturas. La respiración deja de ser entonces un elemento liberador.

La respiración superficial y rápida está asociada a la tensión, al esfuerzo, a la inquietud, al miedo y a la angustia. Cada emoción tiene una repercusión en nuestra mente y en la respiración, que siempre expresa el estado de nuestras emociones y de nuestros sentimientos. Si estás distraída, si sientes dolor, si estás inquieta, todo ello influirá en la respiración. A través de la espiración consciente pueden aflorar emociones reprimidas y liberarlas. Si mientras practicas te pones a pensar en algo que te preocupa, o a observar algún hecho de tu entorno, automáticamente perderás el control de la respiración, y esta cambiará su ritmo.

Practicar *prāṇāyāma* ayuda a liberar emociones como el miedo, la angustia o la tristeza. Incrementa la oxigenación de la sangre asegurando una buena circulación y aumentando los niveles de energía del cuerpo. Liberar emociones te ayudará a relajar la musculatura y el diafragma, dando más espacio a la respiración y al bebé. Si practicas *prāṇāyāma*, tonificarás el sistema nervioso central, el simpático y el parasimpático, y ello te aportará calma y claridad mental.

La respiración completa o integral es el mejor ejercicio de respiración, ya que permite utilizar todo el aparato respiratorio con el máximo rendimiento. Puedes percibir cómo el cuerpo, la mente y la respiración interaccionan, y cómo la respiración calmada conduce la energía necesaria a tu cuerpo, integrándola al movimiento, facilitando la función cardíaca, calmando y activando el cerebro.

La espiración tiene un efecto calmante y relajante; si es lenta y profunda, en general, responde a un estado emocional tranquilo y en paz. Esta experiencia en sí misma es liberadora…

El objetivo es recuperar la respiración natural, libre, armónica; dejar que esta fluya libremente, aprender a observarla y conocerla.

Si estás perturbada por tu estado de ánimo, siéntate, cierra los ojos y respira. Siente cómo entra y sale el aire de tu cuerpo. Mira dentro y fuera de ti. Piensa en ti y en tu bebé, y en este momento tan maravilloso; este es un momento único. Todo lo demás se irá solucionando. Calma la mente a través del ritmo suave de tu respiración.

Utilizar la respiración como herramienta te ayudará a superar situaciones que te pueden parecer insuperables como, por ejemplo, el proceso de un parto largo.

Algunos *prāṇāyāma* indicados en el embarazo

Durante la gestación se recomienda no hacer retenciones con los pulmones llenos de aire. A lo largo de la práctica de yoga te fijarás en tres tiempos de la respiración: espiración-pausa-inspiración.

El desarrollo de la conciencia de la respiración durante el embarazo te ayudará en el momento del parto.

Si acabas de practicar posturas, quédate un rato en silencio, antes de iniciar el trabajo con los *prāṇāyāma*. Date tiempo para la transición y, cuando estés preparada, dirige tu atención a la respiración, no al cuerpo.

El primer ejercicio que puedes realizar es el de sentarte en una silla con la espalda recta, cerrar los ojos y observar los tres tiempos de la respiración: espira-pausa-inspira.

También puedes observar la respiración en posición de loto o semiloto, buscando que la postura sea estable y cómoda para no distraerte de tu objetivo.

Realiza cada día durante un rato esta observación, hasta que puedas conducir la mente a contar, con números, el tiempo que dura la espiración y la pausa que se produce antes de la inspiración. Sin querer cambiar el ritmo libre y es-

pontáneo que produces. Puedes empezar contando el tiempo que dura la espiración. Luego, el siguiente paso será contar el tiempo que dura la espiración,
pero también la pausa antes de inspirar y el tiempo que dura la inspiración.

Un ejemplo: espira y, mientras lo haces, intenta contar hasta dos o tres o
cuatro. En la pausa cuenta hasta uno, y después inspira contando hasta dos,
tres o cuatro. Debes tener muy presente no forzar la respiración. Si no te sientes cómoda, haz pautas más cortas: uno-cero-dos; dos-uno-dos…

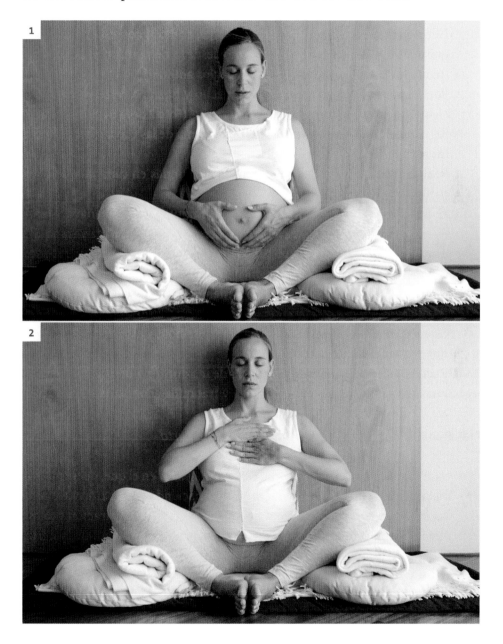

Seguramente, después de unos días de práctica podrás alargar los tiempos de la espiración, la pausa y la inspiración. No debes tener prisa, sigue observando el ritmo libre de la respiración, siéntate cómoda. Cuanto menos fuerces el ritmo respiratorio, antes conseguirás alargar la respiración.

A continuación describimos otros ejercicios que puedes hacer, desde la postura de confort elegida:

1. Pon las manos encima del abdomen como si quisieras rodear el ombligo. Haz una inspiración profunda, consciente, como si con esta respiración quisieras rodear a tu bebé. Siente cómo desde lo más profundo de tu vientre inicias la espiración. **(Foto 1 de la página anterior)**.
2. Pon las manos planas encima de tu pecho y haz una respiración consciente, observando cómo se mueve tu pecho. **(Foto 2 de la página anterior)**.
3. Repite el ejercicio poniendo las manos encima de las clavículas. Observa los movimientos.
4. Realiza tres respiraciones conscientes y profundas en cada una de estas partes del cuerpo.
5. Haz este ejercicio cada día durante unos minutos por la mañana y también antes de acostarte. De esta forma, la respiración calmada y tranquila te ayudará a descansar mejor. Solo a través de la experiencia de reconocer cómo y en qué zonas se produce la respiración y las sensaciones que sientes, podrás avanzar en tu conocimiento. Al tiempo que entrenas a tu mente a observar, sin darte cuenta, cuando cierras los ojos, tu mirada se dirige de forma inconsciente hacia la respiración, y esto te ayudará en el momento del parto.
6. Puedes hacerlo por la mañana y antes de ir a dormir, durante unos minutos. Deja que la respiración calmada y tranquila acompañe tu descanso.

Prāṇāyāma *indicados en el embarazo y durante el parto*

- *Ujjāyī*, o respiración de garganta, es un *prāṇāyāma* en el que, de forma voluntaria, se contrae ligeramente la laringe, haciendo que el aire entre produciendo un sonido, y alargando al mismo tiempo la inspiración y la espiración. Tanto la inspiración como la espiración se hacen por la nariz.

  Esta respiración domina la parte del pecho, produciendo mucha calma y relajación, una vez superados los momentos de aprendizaje. Nos permite escuchar y sentir cuando la respiración se hace más larga y profunda.

La respiración *ujjāyī* tiene muchas variaciones, y todas ellas necesitan del consejo de un maestro en yoga, para saber si son las indicadas en cada persona.

- *Śītalī*, respiración refrescante. La inspiración se hace a través de la lengua puesta en forma de tubo. El aire, al pasar a través de la lengua húmeda, se enfría y humedece, aportando frescura a la garganta al pasar por ella. La espiración se hace con la lengua pegada en el paladar superior y sacando el aire por las fosas nasales.

  Las mujeres que no podáis poner la lengua en forma de tubo podéis lograr el mismo efecto abriendo un poco la boca y colocando con cuidado la lengua entre los dientes en el momento de inspirar. La espiración la haréis igual, poniendo la lengua en contacto con el paladar superior y sacando el aire por la nariz.

- *Nāḍīśodhana*. *Nāḍī* significa «canal por donde fluye el *prāṇa*», y *Śodhana*, «limpieza». Para hacer esta técnica, coloca el dedo pulgar sobre una fosa nasal y el anular sobre la otra, a la altura del cartílago de la nariz. Al inspirar por la narina izquierda, mantén cerrada la derecha haciendo una presión suave con el dedo. Luego espira por la derecha, cerrando la izquierda. Vuelve a inspirar por la derecha. Siempre volverás a inspirar por la fosa nasal por la que has sacado el aire.

Si estás resfriada o tienes algún problema en las fosas nasales, solo podrás practicar esta técnica con supervisión.

Uno de los objetivos de estos tres *prāṇāyāma*, *ujjāyī*, *śītalī* y *nāḍīśodhana*, es aprender a dirigir la atención hacia donde está la respiración, para conseguir los beneficios físicos y psíquicos de la práctica del *prāṇāyāma*.

Durante el embarazo es importante tomar conciencia de la respiración. Si a lo largo de los meses de gestación practicas regularmente algunos de los ejer-

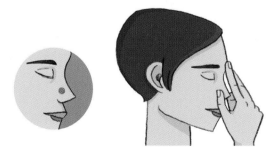

cicios y técnicas respiratorias que he sugerido, cuando llegue el momento del parto te sentirás segura y, conociendo los recursos con los que cuentas, sabrás elegir el más adecuado en cada momento para poder vivir el proceso del nacimiento de tu hijo/a con las menos dificultades posibles.

También te ayudará en tu entrenamiento la incorporación de sonidos. Al incorporar sonidos, alargarás la espiración y, además, en función del sonido que hagas, sentirás la respiración en diferentes partes del cuerpo.

Si conoces algún mantra, lo puedes utilizar. Los mantras son oraciones o breves fórmulas en verso, escritos en sánscrito, pensados como conductores espirituales; son palabras o vibraciones que ayudan a concentrarse. Puedes cantarlos cuando practicas *prāṇāyāma* y también cuando realizas las posturas.

A continuación te proponemos algunas fórmulas sencillas:

- Inspira suavemente sin forzar la entrada de aire y espira diciendo «aaaaaaaa…». Prueba también con la sílaba «ma» («ma… ma… ma…»). Siente cómo sale el aire desde tu pecho, siente también la garganta. Si cierras los ojos, puedes notar que el sonido sale de lo más profundo de tu cuerpo.
- Pon las manos encima del abdomen, en el bajo vientre, inspira suavemente sintiendo la inspiración en el abdomen y, al espirar, hazlo con el sonido «uuu… uuu… uuu…».
- Usa el sonido «Om», mantra que tradicionalmente se canta al inicio o al final de la práctica de las posturas. El símbolo que lo representa tiene un valor espiritual en la India. Es un canto para implorar el poder divino y tiene un gran significado a la hora de encontrar la paz interior. *Om*, en sánscrito, está formado por las letras «A», «U», «M», y es un símbolo que tiene una resonancia especial.

La primera, «A», es un sonido que sale desde el vientre, se forma en la garganta, ensanchándola, y se vocaliza con la boca bien abierta. Es la primera letra del alfabeto sánscrito. «U» significa continuidad, conexión. Este sonido se forma en la mitad de la boca. En el tercer sonido, «M», la boca se cierra y podemos sentir el sonido en el tabique nasal, desde donde brota la resonancia, el cuarto aspecto de OM.

6

Aprender a calmar la mente
Meditación

Nuestra mente es muy potente, es inquieta. Los pensamientos se producen de forma constante, saltamos de uno a otro, o nos pasamos el día dando vueltas y vueltas a lo mismo. Parece imposible de controlar. La mente clasifica, absorbe las impresiones de nuestro entorno.

La práctica del yoga calma la agitación de la mente al conducir la energía por todo el cuerpo a través de la respiración. Cuando tu cuerpo se siente bien gracias al trabajo de las posturas, la mente y los sentidos encuentran la calma con los *prāṇāyāma*.

Bhāvana, de la raíz en sánscrito *bhu* («llegar a ser»), es el proceso para aprender a visualizar y, a través de este proceso, construir un estado mental de meditación; cultivar la mente predisponiéndola a un estado de atención y tranquilidad. Existen diferentes técnicas y variantes para meditar, dependiendo de la evolución, la historia, las influencias culturales y el origen.

Simultáneamente irás trabajando los ocho diferentes aspectos del yoga llamados por Patañjali *Aṣṭāṅga-yoga*. Hasta ahora hemos visto *āsana* y *prāṇāyāma*, ahora veremos *pratyāhāra*, *dhāraṇā*, *dhyāna* y *samādhi*, que tienen que ver con nuestros sentidos y nuestra mente.

Pratyāhāra se traduce como «alejarse del que alimenta los sentidos»; es decir, retraer los sentidos, liberar la mente de los sentidos. «Cuando la mente está en la dirección seleccionada observando un objeto, los sentidos rechazan los diferentes estímulos de alrededor».[17] Nuestros sentidos, tanto los de poder

---

[17] Patañjali, *Yoga Sūtra* II, 24-25.

percibir estímulos como los de reaccionar a estos, dejan de tener interés, ya que nuestra mente mira hacia el interior, donde busca la esencia de uno mismo.

Pratyāhāra puede ser un medio para controlar la perturbación física al dirigir la atención hacia otro objeto. Un ejemplo: desde hace un rato estás sentada en posición de loto, concentrada en tu respiración o en un mantra. Cuando vuelves a tomar conciencia de tu cuerpo, sientes un dolor intenso en las rodillas. Estabas tan concentrada en otra cosa —en este caso, concentrada en la respiración— que no sentías las molestias en tus piernas. Cuando estamos concentrados en la respiración practicando *prāṇāyāma*, *pratyāhāra* se produce de forma automática.

Dhāraṇā —*Dhr* («sostener»)— trabaja la concentración, la capacidad de enfocar la mente en un objeto y sostener la concentración. Puedes dirigir la mente a un punto, un objeto, una imagen que te aporte paz y bienestar. Estás enfocando la mente, miras el objeto elegido, lo reproduces mentalmente con los ojos cerrados. También te puede ayudar focalizar la atención en la entrada del aire a través de las fosas nasales.

Dhyāna es la conexión de uno mismo con el objeto. Si conseguimos permanecer de forma constante en contacto con nosotros mismos, se producirá una transformación de la conciencia.

Dhyāna se experimenta tras *dhāraṇā*, ya que primero se debe fijar la mente en un objeto y luego hacer la conexión.

Con *samādhi*, que en sánscrito significa «fundirse, juntarse», desaparece nuestra identidad, dejamos de ser para sentir. Nada nos separa del objeto elegido, pasamos a fundirnos en él.

Si el objeto escogido ha sido la respiración, primero la observamos (*dhāraṇā*), luego conectamos con ella (*dhyāna*) y después somos respiración (*samādhi*). «Estás tan involucrada en la observación del objeto que nada, excepto su comprensión, es evidente. Pierdes tu propia identidad para integrarte en el objeto (*samādhi*)», en este caso, la respiración.[18]

Aprende a observar tus pensamientos, conviértete en testigo, no te juzgues.

El cuerpo y la mente interaccionan y se modifican mutuamente. Observar te ayudará a trabajar tu mente y a convertirte en testigo de ti misma. Para aprender a hacerlo, te puede resultar de gran ayuda observar cosas que habitualmente haces de forma mecánica. Por ejemplo: observa cómo andas, cómo pones un pie delante del otro, qué más se mueve de tu cuerpo cuando caminas… Puedes escuchar de forma consciente cómo cae el agua cuando te du-

---

[18] Patañjali, *Yoga Sūtra* III, 2-3.

chas o los sonidos que se producen a tu alrededor. ¡Descubrirás alguno nuevo! Pasea por un bosque en silencio y escucha con atención. Oyes el canto de un pájaro, el sonido de las hojas a tu paso… Ser consciente de cada situación que te rodea ya es una forma de meditación. Cuando estás en un estado de concentración mental, se activa el sistema nervioso parasimpático equilibrando el sistema nervioso autónomo y reduciendo los niveles de estrés.

El primer paso es sentir la respiración con los ojos cerrados. Cerrar los ojos al exterior te ayudará a abrirlos a tu interior. Lleva la mirada a la respiración y observa cómo el aire entra y sale. Integra la respiración, los sonidos, los olores…

Otro ejercicio que puedes probar es el trabajo con el suelo pélvico. Abre el esfínter vaginal coincidiendo con la inspiración. Al hacerlo, estás trabajando diferentes partes del cuerpo (la boca, la columna vertebral y todos los músculos implicados en la respiración). El *prāṇāyāma* recorre todas las partes del cuerpo, conduciendo la energía a cada uno de los músculos y órganos.

La concentración en la práctica de yoga está relacionada con la mente y la respiración. Desarrollar la capacidad de concentrarte en la práctica de las posturas y los *prāṇāyāma* te ayudará a calmar la mente, a dejar de mirar alrededor y a sentir que, poco a poco, te vas cerrando hacia tu interior. Reconocerás tus ritmos corporales y conectarás con tus pensamientos.

Estos momentos de quietud e introspección te ayudan a reconocer tus miedos e inseguridades. Cada mujer accedemos al embarazo desde puntos de partida diferentes. Cuando se han producido circunstancias de dificultad para quedarse embarazada o ha habido abortos previos, a menudo hay sentimientos reprimidos de angustia o inseguridad, miedos, frustración, que no han podido expresarse o compartir. Otras situaciones, como la pérdida de un familiar muy cercano o la ausencia de una madre o un padre, también pueden impedir que vivamos bien el embarazo, que de una forma tan especial nos acerca a nuestra madre y a nuestros orígenes.

En este momento tan especial de tu vida pueden aflorar estas u otras emociones o situaciones. Puede que necesites pensar y reflexionar sobre alguna circunstancia de tu pasado o de tu presente, compartir con tu pareja o con alguna amiga/o o profesional lo que te angustia. Te será de gran ayuda hacerlo para llegar al parto-nacimiento libre de miedos.

Piensa que no poder liberar tensiones, miedos o emociones contenidas puede dificultarte el control en el momento del parto y hacer que sientas el dolor de una forma irresistible, algo que podría impedirte tener la fuerza suficiente para enfrentarte a las contracciones.

Experimenta tus sentimientos después de una práctica de yoga. Si sientes la necesidad de llorar, hazlo, no reprimas el llanto, y quédate un rato recogida en una postura de confort para dejar que fluyan emociones y sentimientos.

Yama y *niyama* completan los ocho miembros de *Aṣṭāṅga-yoga*, aunque son los dos primeros miembros o pasos nombrados por Patañjali para lograr la paz y el bienestar. Los incluyo en este apartado en el que nuestras emociones y las relaciones con los otros, así como con el entorno, posibilitarán la calma y favorecerán que nuestra mente encuentre el equilibrio y la paz.

El objetivo es despertar la conciencia de uno mismo promoviendo actitudes que purifiquen nuestro mundo interior. Aceptarse, perdonarse, rectificar determinadas actitudes, hacia nosotros mismos y hacia los demás, nos facilita amarnos a nosotros mismos y cuidarnos un poco más, encontrando también la armonía con el entorno.

Yama hace referencia a nuestra actitud social, a nuestro código ético y a nuestro comportamiento con los demás; es nuestra actitud hacia fuera. *Yama* supone no ser codiciosos ni violentos, ser honestos, moderados, honrados, saber perdonar y tener piedad.

Niyama, que es la actitud hacia nosotros mismos, es nuestro código personal, cómo cuidamos de nuestro cuerpo y nuestra mente, cómo gestionamos nuestros conflictos, cómo nos alimentamos… En definitiva, *niyama* es tener y practicar hábitos correctos para potenciar la salud y el bienestar físico y mental.

«El yoga nos ayuda a modificar nuestras actitudes, nuestro *yama* y *niyama*.».[19] Cuando practicas posturas, *bhāvana*, meditación y *prāṇāyāma*, has de aplicar siempre los conceptos de *yama* y *niyama*. Practica yoga respetando la integridad de tu cuerpo, sin hacerte daño, sin forzar. Haz una práctica libre y suave para llegar al objetivo que quieres llegar.

Meditar con regularidad proporciona beneficios físicos y psíquicos:

- Calma la mente y el sistema nervioso. Nos ayuda a identificar los problemas («La causa del sufrimiento no es por las cosas que pasan, sino por cómo las percibimos. La diferencia en la percepción es lo que causa sufrimiento»).[20]
- Claridad mental.
- Calma el ritmo del corazón.

---

[19] Patañjali, Y*oga Sūtra* II, 29-45.
[20] *Ibid.*, I, 30.

- Equilibra la tensión arterial y mejora la circulación sanguínea.
- Ayuda a dormir mejor.
- Relaja la musculatura.
- Desarrolla la memoria y favorece la concentración.
- Ayuda a encontrar el espacio dentro de nosotros.
- Aumenta la energía.
- Ayuda a comprendernos mejor a nosotros mismos y a los demás.
- Nos dota de mayor seguridad y confianza en nosotros mismos.

Hasta aquí, has visto que la concentración, la práctica del yoga y la meditación te aportan muchos beneficios y te ayudarán durante el embarazo, el parto y la maternidad. Cuando acabes una práctica de yoga, aunque sea corta, finalízala con algún *prāṇāyāma* y con unos momentos de silencio; también puedes acabar con una relajación.

Existen diferentes posturas que puedes adoptar para relajarte al final de una práctica; prueba hasta descubrir cuál es la que te hace sentir mejor. Observa qué sensaciones produce en tu cuerpo la postura elegida. Quizá sientes tensión en alguna parte, identifícala, modifica suavemente esa parte del cuerpo, buscando el confort, comprueba si con una almohada mejora… No lo dudes, ponla. Vuelve a observarte: ¿has dejado de sentir la molestia que distraía tu mente? ¿Tu cuerpo tiene la alineación necesaria? ¿Las piernas no te molestan? Si estás tumbada, ¿los brazos están relajados a los lados del cuerpo? Si estás sentada, coloca las manos relajadas encima de las piernas, afloja los hombros y comprueba que la cabeza esté alineada con el eje vertebral.

Observa la pelvis, el tronco, el pecho… Tu pecho está abierto. Tus hombros están simétricos, relajados. El diafragma tiene espacio para expandirse en la inspiración… Tu cuerpo se siente en equilibrio, la energía circula sin obstáculos… Respira suavemente.

Si la postura elegida hoy es con las piernas dobladas, en postura de loto, *Padmāsana* o semiloto, *Siddhāsana*, procura que la pelvis quede por encima de las rodillas, esto te facilitará situarla ligeramente hacia delante, de forma que el peso del cuerpo irá un poco por delante de los isquiones de la pelvis, estabilizando la parte superior del cuerpo con poco esfuerzo. La pelvis, el abdomen y el tronco superior quedarán alineados. Puedes adaptar la postura poniendo un soporte debajo de los isquiones, en forma de rulo o mantas dobladas, te ayudará a colocar la espalda recta, respetando las curvas naturales de las cervicales y las lumbares. **(Fotos 6 y 7 de la pág. 91)**.

Si la postura no es correcta, las rodillas te quedarán por encima de la pelvis y la columna se curvará comprimiendo el diafragma y el sacro. La pelvis y la columna lumbar tenderán a desplazarse hacia atrás, lo que no facilitará la circulación de la energía en el cuerpo.

Así pues, el primer paso es conseguir una postura bien alineada, ello te ayudará a desarrollar la capacidad de concentración y relajación.

Puedes relajar los brazos, apoyando los dorsos de las manos en las piernas. Junta los dedos índice y pulgar de ambas manos y deja los otros dedos sin tensión. Esta postura con las manos se llama *jñānamudrā*, símbolo o sello del conocimiento. El índice simboliza el alma individual, y el pulgar, el alma universal; la unión de los dos dedos significan conocimiento.

Śavāsana

Te puedes tender en el suelo en la postura de *Śavāsana*, que es la más clásica, echada boca arriba con los brazos y las piernas un poco abiertos, dejando caer todo el cuerpo, con las palmas de las manos mirando hacia el techo. De esta forma relajas las muñecas y abres las manos para captar la energía del aire, mientras el dorso de la mano está en contacto con el elemento tierra. En esta polaridad consciente, las manos y el cuerpo quedan magnetizados, produciéndose una sensación de percepción como si fuera la primera vez que los sientes así. Cierra los ojos, observa la respiración.

En la relajación no respirarás voluntariamente, dejarás que la respiración te lleve hacia el abandono. Déjate llevar por el aliento. Los sentidos corporales se aislarán del entorno, la actividad mental se reducirá al mínimo, liberando tensión y rigidez en cada respiración.

Alrededor de las 20-24 semanas de gestación o quizá antes, en función de tu anatomía o de las molestias que puedas tener, necesitarás poner alguna almohada detrás de las rodillas y debajo de la cabeza para hacer esta postura. Cuando el abdomen es más voluminoso, la recomendación es hacer lo mismo, aunque en decúbito lateral (de lado), encima del costado izquierdo de tu cuerpo. (Fotos 1 y 2).

En cualquier circunstancia, si has elegido *Śavāsana*, no te mantendrás más de cinco minutos en ella, para evitar el síndrome de hipotensión ortostática.

Contraindicaciones en la gestación

- En el tercer trimestre de gestación.
- Si tienes molestias sacrolumbares.

- Si tienes molestias gástricas, acidez, pirosis.
- Dificultades respiratorias.
- Hipotensión.

Después de una práctica y una relajación, te puedes quedar dormida. Duerme, seguro que lo necesitabas. Pero si te pasa a menudo, prueba a hacer la relajación sentada.

Esta postura también la puedes realizar si no tienes ninguna de las contraindicaciones indicadas, unos minutos antes de iniciar la práctica o entre postura y postura, si necesitas descansar.

Si no puedes hacer *śavāsana* por alguno de los motivos señalados en el apartado de las contraindicaciones, ponte en decúbito lateral sobre el lado izquierdo para hacer pequeños descansos siempre que lo precises.

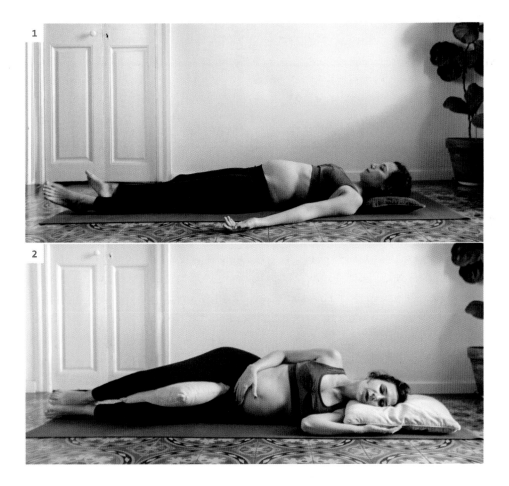

Posturas para meditar:

Observa las fotos y escoge la postura en la que te encuentres más cómoda.

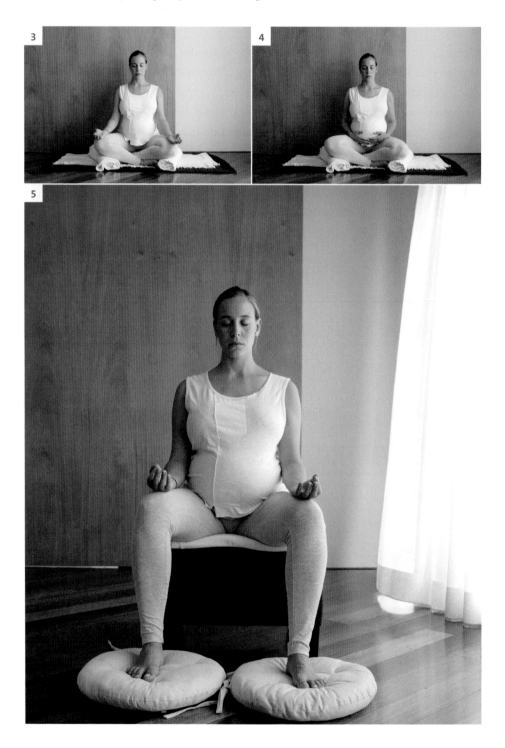

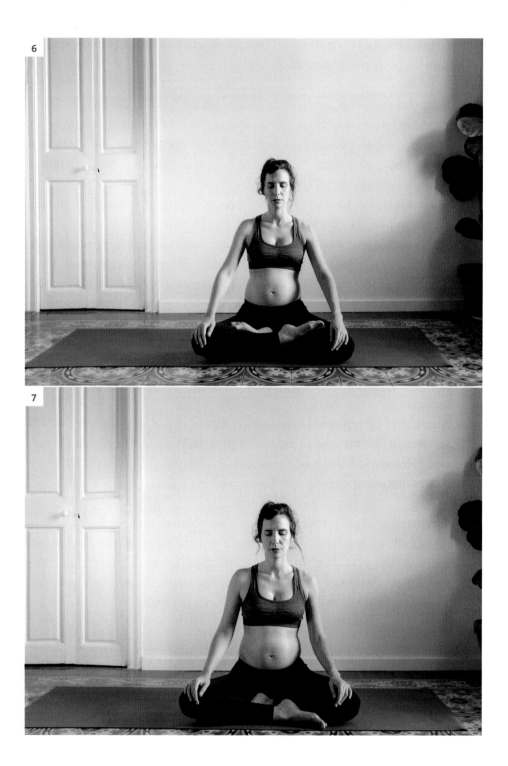

Visualizaciones

Visualizar la parte del cuerpo que quieres aflojar y relajar te ayudará a desarrollar la capacidad de concentración. Puedes practicar la visualización en cualquiera de las posturas comentadas.

- Relaja las mandíbulas y la boca (acuérdate de hacerlo también en el momento del parto, te será de mucha ayuda. No olvides que el cuerpo es una unidad, así que, cuando relajas la boca y las mandíbulas, estás relajando la espalda, el abdomen, los orificios del suelo pélvico —uretra, vagina y ano— y todo el cuerpo en general).
- Afloja los labios, los dientes y las encías, y respira suavemente. Si puedes, alarga un poco la espiración.
- Ahora saca la lengua y llévala hacia abajo, como si quisieras hacerla llegar al pecho, déjala salir en toda su longitud… Respira suavemente. Ahora súbela hacia tu nariz… Respira… Gira la cabeza hacia el lado derecho… Respira… Ahora hacia el lado izquierdo… Respira… Puedes seguir explorando tu boca, pasas la punta de la lengua por tus labios como si los quisieras pintar… Respira… Observa las sensaciones. Ahora explora con la punta de la lengua el paladar superior… Respira… Explora los dientes… Respira… Explora el paladar inferior… Respira… Explora las sensaciones…
- Ahora deja en reposo la lengua en contacto con el paladar inferior. Observa toda su amplitud… Es ancha, grande, ocupa todo el paladar inferior. Observa la boca y las mandíbulas… Respira… y observa las sensaciones que experimentas.

Nuestras mandíbulas se parecen bastante a nuestra pelvis en sus movimientos. Una mandíbula en tensión, en retracción o agarrotada, por tensión o miedo, puede dificultar tu relajación. Esta visualización te puede ayudar a centrar la mente. La puedes hacer antes de trabajar los esfínteres del suelo pélvico o cuando sientas mucha tensión en la parte alta de la espalda.

7

El suelo pélvico

Los esfínteres del suelo pélvico están sometidos durante la gestación a cambios debidos al aumento del útero, su peso y la elongación de sus fibras musculares por los cambios hormonales y el nacimiento. Los músculos del suelo pélvico forman parte de los músculos extensores del tronco posterior y por delante están unidos a los músculos flexores.

En posturas de cuclillas o de rodillas, los músculos anteriores se contraen y se acortan, mientras que los músculos posteriores, sus antagonistas, se relajan y se estiran. Esto te ayuda a entender que en estas dos posturas el suelo pélvico está relajado, por lo que favorece la salida del bebé.

Es importante reconocer esta parte del cuerpo y saber en qué condiciones inicias el embarazo, tener un diagnóstico y un punto de partida. Este diagnóstico lo suele hacer la comadrona si has hecho una visita previa al embarazo. También se puede hacer al inicio del embarazo, en la primera visita. Algunas mujeres llegan al embarazo con un suelo pélvico muy laxo, aunque no hayan tenido episodios previos de incontinencia de orina.

La forma más sencilla para identificar los músculos que tienes que trabajar es observar durante la micción la fuerza que haces con estos músculos al tiempo que cortas la salida de la orina. Pero solo lo tienes que hacer para reconocer los músculos, no lo hagas habitualmente porque podrías provocar infecciones de orina. También te puede ayudar a reconocer los músculos introducir un dedo en la vagina y apretarlo con las paredes y suelo de la vagina. De esta forma puedes ver la fuerza que haces.

Conocer e identificar los músculos del suelo pélvico te ayudará a poder trabajarlos y, al mismo tiempo, a identificar el canal del parto. Estos músculos están situados en el interior de las piernas, desde el sacro y el coxis hasta el isquion, por detrás, y hasta el pubis por delante. Constituyen la hamaca del suelo pélvico. En medio, están los orificios que corresponden al ano, la vagina y la uretra.

Las fibras musculares que rodean los esfínteres (uretral, vaginal y rectal) tienen forma de ocho, formando los esfínteres circulares que se abren y cierran según las necesidades. Su tejido conectivo hace que el suelo pélvico sea una unidad. Cuando de forma consciente cerramos la uretra, se cierra también el esfínter vaginal y el rectal. Puedes intentar contraer y relajar conscientemente los tres esfínteres.

Durante la gestación, puedes notar pequeñas pérdidas de orina, a veces al hacer un pequeño esfuerzo como reír, toser o estornudar, y otras veces sin producirse ninguna de estas circunstancias, y tal vez antes no te había pasado nunca. No hay que preocuparse, pero sí observar la frecuencia con que te ocurre y comentárselo a tu comadrona o tu ginecóloga/o. Prevenir todas estas patologías dependerá de varios factores.

¿Qué puedes hacer para prevenir estas pérdidas urinarias?

- Mantener un buen hábito y regularidad intestinal. Evitar el estreñimiento.
- Evitar el aumento excesivo de peso.
- Evitar retenciones de orina. Orinar con frecuencia, no aguantar nunca el pipí.
- No hacer ejercicios de impacto (saltar, correr…).
- Practicar los ejercicios de Kegel de forma regular, previo diagnóstico por parte de tu comadrona del estado del suelo pélvico.
- Realizar el masaje perineal previo al nacimiento.
- Practicar yoga. Te ayudará a dar elasticidad a las articulaciones, músculos y ligamentos de la pelvis, y a mejorar la circulación sanguínea y la postura.
- No coger ningún objeto pesado.
- No ponerse demasiado rato en cuclillas. Si necesitas agacharte y tienes incontinencia, puedes usar un taburete o silla baja.

Se recomienda practicar los ejercicios de Kegel para:

- Reforzar los músculos del suelo pélvico.
- Mejorar o eliminar la incontinencia producida por el peso del bebé sobre la vejiga de la orina.

- Aumentar el flujo sanguíneo, facilitando la circulación de la sangre.
- Ayudar a reducir los posibles prolapsos uterinos.
- Ayudar a reducir las roturas del periné en el expulsivo.
- Contribuir a aumentar el placer sexual.

El trabajo de los esfínteres se puede realizar desde diferentes posturas y de forma rápida o lenta, pero lo más importante es hacer los ejercicios conscientemente. «Realizar la contracción de los músculos del suelo pélvico durante el embarazo puede ayudarte a tener mejor calidad de vida en el postparto, ya que puede resultar efectivo para prevenir y tratar la incontinencia de la orina en el postparto».[21]

Con esta práctica conseguirás tomar conciencia de una parte de tu cuerpo muy importante en el momento del nacimiento y también después, en tu posterior recuperación tras el parto.

Siéntate con la espalda recta y los pies en contacto con el suelo. Inspira y lleva el aire al abdomen. Al espirar, al tiempo que sacas el aire desde el vientre, cierra los esfínteres uretral, vaginal y anal, imaginando una línea que va desde el pubis al coxis. Te costará identificarlos al principio, pero verás que es algo que, con la práctica, pronto resolverás. Cuando trabajes un esfínter en concreto, aprende a dirigir tu conciencia hacia él. Es importante no realizar los ejercicios de forma mecánica, acompaña el movimiento con la respiración. Contrae y cierra solo los músculos del suelo pélvico, no tienes que contraer el abdomen.

Visualizar la pelvis y los esfínteres

Tumbada en el suelo boca arriba, con las plantas de los pies bien apoyadas en el suelo, abre las piernas a lo ancho de la pelvis. Mantén los pies paralelos y alineados con las piernas. Coloca la columna vertebral bien alineada con la cabeza. La barbilla orientada hacia el pecho. Puedes poner un cojín pequeño debajo de la cabeza, si lo necesitas. Observa qué partes del cuerpo tocan el suelo e inspira profundamente. Cierra tus ojos y visualiza la pelvis en contacto con el suelo.

Cierra los ojos y ábrelos a tu interior. Observa… Explora y libera la tensión en el sacro. Inspira visualizando el sacro, llevando hacia esta parte del

---

[21] *Revista Matronas*. Volumen 14, número 2, 2013, págs. 36-44.

cuerpo toda la energía a través de la respiración… Afloja las lumbares, las nalgas… Siente el sacro tocando el suelo. Puedes tocar con las manos las crestas ilíacas, a los dos lados de la pelvis… Sigue el reconocimiento hasta la sínfisis del pubis. Paso a paso, visualiza cómo la respiración llega a esa zona del cuerpo. (Foto 1).

Observa la pelvis menor abierta, la parte inferior, desde la sínfisis del pubis a la punta más baja del coxis. Afloja los esfínteres desde el ano… Visualiza el esfínter vaginal y el uretral, el pubis, el bajo vientre… Siente cómo con cada respiración aflojas un poco más el abdomen y el suelo pélvico. Visualiza el canal del parto sintiendo cómo abres la vagina.

Al espirar, saca el aire desde la vagina, cerrándola como si quisieras subir el esfínter hacia el interior del abdomen. Contrae solo la vagina. No el abdomen. Repite varias veces la respiración, sacando el aire desde el bajo vientre. Puedes incorporar el sonido «uuu…» al espirar, sintiendo que sale desde lo más profundo de tu abdomen.

También puedes hacerlo sentada en una silla. Coloca la espalda recta, suaviza la curvatura de las lumbares, mantén los pies en contacto con el suelo y separa con las manos las nalgas hacia los lados. Puedes notar la base de la pelvis, los isquiones pélvicos que se encuentran debajo de las nalgas. Acompaña la respiración hacia cada una de las partes del cuerpo comentadas y observa. Al espirar, eleva y contrae la vagina. Repite diez veces el cierre. (Foto 2).

Ponte de rodillas, sentándote sobre un taburete bajo o cojín de meditación, que te ayude a aguantar el peso del cuerpo. Es la postura del diamante. La pelvis ha de estar bien alineada y la columna recta. Siente el suelo pélvico en contacto con el soporte que tienes debajo de las nalgas. Cierra los ojos y visualiza tus genitales… Lleva el aire de forma consciente al suelo pélvico, afloja los esfínteres cuando espiras, imaginando que los subes hacia el interior del abdomen. Repite diez veces el movimiento de forma consciente. (Foto 3).

Esta es otra postura en la que puedes sentir y liberar la pelvis, y la presión en el suelo pélvico y, al mismo tiempo, trabajar el esfínter anal. Se llama postura cuádruple. (Foto 4).

Colócate en cuadrupedia. Los brazos abiertos a la anchura de los hombros, las palmas de las manos bien abiertas, alineadas y apoyadas en el suelo, y las piernas abiertas a la anchura de la pelvis, manteniéndolas paralelas. Los pies están alineados.

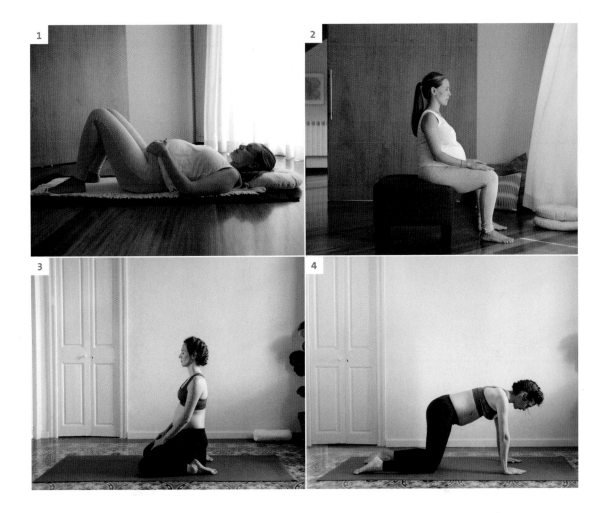

Visualiza el ano, su cierre, y contrae las fibras del recto que están justo encima del ano. Mantén el cierre unos segundos, como si quisieras contener la defecación, y después afloja, relaja. Observa las sensaciones…

Durante la gestación, el intestino es desplazado hacia los lados y hacia atrás del abdomen debido al crecimiento del útero, lo que puede ocasionar una ralentización de los movimientos intestinales, con estreñimiento y una afectación en el recto. Este ejercicio evitará este problema y activará la circulación en caso de tener hemorroides.

Desde cualquiera de estas posturas puedes practicar los ejercicios del suelo pélvico, realizando algunas respiraciones hasta que sientas que el cuerpo se afloja y no hay tensión. Conduce la mente hacia el suelo pélvico. **(Fotos 5 y 6, pág. 98).**

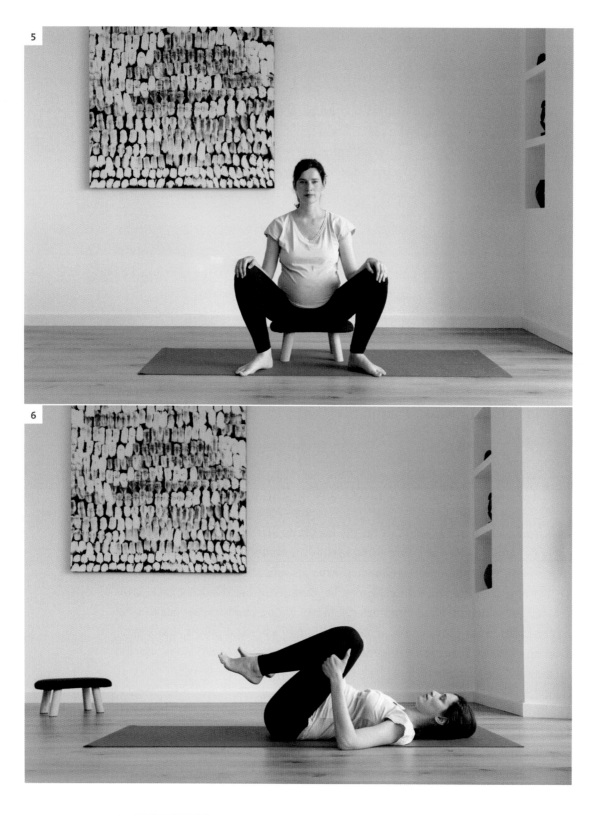

5

6

Ejercicios de Kegel que puedes hacer

Contracciones rápidas

- Contrae y relaja de forma consciente pero rápida los músculos. Realiza diez movimientos. Deja la respiración libre.
- Contrae durante dos segundos, apretando todo lo que puedas, y relaja durante seis segundos. Relaja completamente. Realiza diez movimientos.

Contracciones sostenidas

- Contrae durante cinco segundos y relaja durante ocho. También puedes alargar hasta ocho segundos la contracción y relajar diez segundos. Repite las dos secuencias diez veces cada una.
- Realiza las contracciones imaginando que subes una escalera. La vagina es un tubo muscular con secciones en forma de anillo, puestas una encima de la otra. Cada anillo es una planta. Subes al primer piso contrayendo este músculo, descansa, y luego sigue hasta el segundo piso contrayendo un poco más. Cuando tengas identificada la presión y el cierre de este tubo, puedes realizar el ejercicio manteniendo unos segundos tanto la contracción como el descanso.

  Prueba manteniendo la contracción tres segundos con seis de descanso. Si te resulta muy difícil, prueba con menos tiempo.

  Primero subes tres pisos y luego repites la misma secuencia al descender los pisos.

  Durante la práctica de estos ejercicios, no dejes de observarte. Si sientes tensión o molestias en la espalda, las lumbares, los glúteos o el abdomen, descansa un rato y vuelve a empezar solo cuando creas que ya estás preparada. Debes evitar en todo momento contraer los músculos abdominales. Solo tienes que contraer los músculos perineales. Se recomienda constancia y continuidad en los ejercicios para conseguir los beneficios que se persiguen en el suelo pélvico.

  Acaba visualizando la vagina relajándola: inspira conscientemente llevando el aire al abdomen, siente cómo se desplaza hacia tus genitales y cómo, en cada inspiración, abres un poco más la vagina y aflojas los músculos del suelo pélvico.

  Imagina que estás abriendo la vagina para dar paso al nacimiento de tu hijo/a. Espira desde el bajo vientre y saca todo el aire sintiendo que, en cada espiración, relajas un poco más los músculos que has estado trabajando. Quédate un rato observando sin hacer nada más. Puedes hacer coincidir el sonido «aaa…» con la espiración.

Desde esta postura también puedes trabajar de forma específica el esfínter anal. Es un ejercicio que te resultará útil si tienes hemorroides porque favorece la circulación de la sangre. El trabajo específico del esfínter anal ayuda a hacerlo más resistente a la presión y flexible cuando se distienda en el momento del parto.

Colócate en cuadrupedia e inclínate hacia delante hasta apoyar la frente en el suelo. Deja libre el suelo pélvico. Al inspirar contrae el ano, imaginando un tubo que se va cerrando. Concéntrate en el esfínter anal, intentando no estrechar los otros esfínteres. **(Foto 7)**.

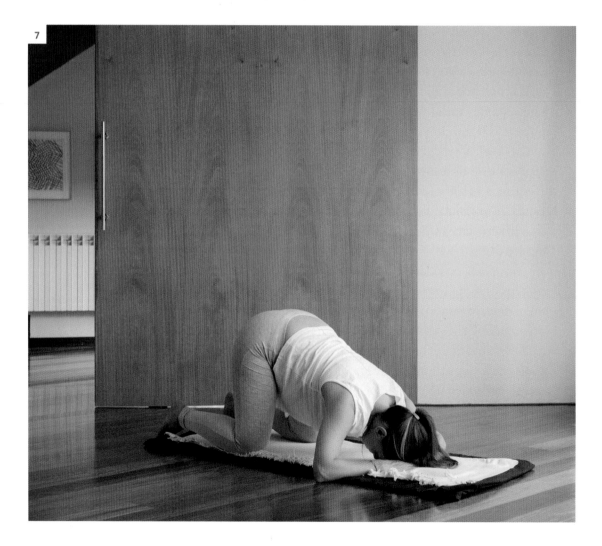
7

8

La práctica del yoga en las diferentes semanas de gestación

Posturas que puedes practicar desde la semana 12 a la 16

Empieza con posturas suaves que tonifiquen la columna vertebral y el suelo pélvico, haciendo estiramientos suaves del cuerpo, balanceos y alineaciones de la pelvis. Con estas posturas conseguirás una tonificación relajada y profunda de los músculos abdominales y de la espalda, favoreciendo al mismo tiempo la circulación sanguínea a los órganos abdominales.

Siempre debes asegurarte de que ninguna postura implique un sobresfuerzo y de que no exista ninguna contraindicación que te impida hacer la práctica (fecundación *in vitro*, náuseas, indicación médica de reposo). Si se da alguna de estas situaciones, consulta la práctica 1 al final del libro, o espera a estar más estabilizada para iniciar tu práctica.

> «La postura será estable y cómoda».[22]
> «La postura es correcta cuando el esfuerzo para realizarla desaparece».[23]

---

[22] Patañjali. *Yoga Sūtra* II, 46.
[23] *Ibid.*, 47.

En el primer trimestre de la gestación, las recomendaciones de la práctica del yoga estarán condicionadas a las circunstancias de la mujer y a los síntomas que se tengan. Revisamos de nuevo diferentes situaciones; mira si te identificas con alguna de ellas:

- Si ya practicas yoga, eres consciente de tu embarazo y te encuentras bien, sigue con tu práctica, evitando posturas que cierren o compriman el abdomen, posturas invertidas y retenciones respiratorias. Quizá tendrás que hacer alguna adaptación de las posturas que practicabas. Puedes practicarlas de esta forma hasta la semana 16 de gestación.
- Si practicabas yoga habitualmente y ahora tienes síntomas propios de las primeras semanas de embarazo, descansa hasta que te sientas mejor.
- Si no has practicado nunca yoga y tienes algún síntoma, es mejor que esperes a que estos desaparezcan para iniciarte. Los síntomas suelen desaparecer en torno a las semanas 14-16.
- Si el embarazo se ha producido por fecundación *in vitro*, espera a la semana 16 para iniciar la práctica del yoga.
- En caso de que hayas tenido abortos espontáneos en anteriores gestaciones, inicia la práctica a partir de las semanas 14-16.
- Si estás embarazada de gemelos, es mejor esperar hasta la semana 16, atendiendo siempre a las indicaciones médicas y los síntomas.
- Si no has practicado yoga nunca, pero te encuentras bien y no tienes ningún síntoma, puedes iniciar una práctica suave a partir de las semanas 12-14 con algunas de las posturas que te muestro a continuación.

En todos los casos que acabamos de señalar y desde el inicio de la gestación, podrás sentarte en posición de loto o semiloto, colocando una almohada o manta doblada en las nalgas, si lo necesitas, o bien, si lo prefieres y te sientes más cómoda, puedes hacer el ejercicio sentada en una silla con los pies en contacto con el suelo, las piernas y los pies paralelos y la espalda bien recta. Una vez que te sientas cómoda en la postura, identifica la respiración. Quédate unos minutos en silencio. **(Fotos 1 y 2)**.

1. Inicia la práctica con un movimiento suave de la cabeza. Primero, déjala caer hacia delante, acercando la barbilla al pecho y luego llévala de nuevo a la vertical. Repite el movimiento varias veces. **(Fotos 3 y 4)**.

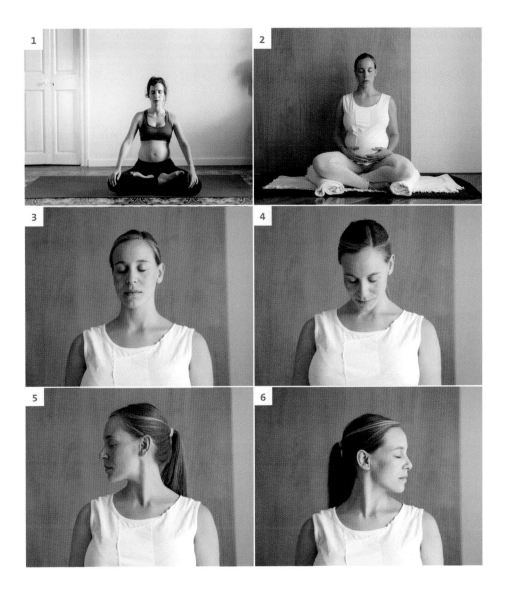

2. Ahora gira la cabeza a la derecha suavemente y luego hacia la izquierda. Repite los movimientos varias veces. Deja que la respiración sea libre. Estate atenta a no hacer el movimiento de forma rápida ni brusca. **(Fotos 5 y 6)**.

3. Sentada tal como estás, también puedes levantar los brazos por delante del cuerpo incorporando la respiración. Al inspirar, súbelos por delante del cuerpo y al espirar bájalos y quédate en la postura de partida. Repite el movimiento unas seis veces.

Otras posturas para practicar estas semanas

 Postura para preparar Jānuśīrsāsana

Cómo hacer la postura

Flexiona la pierna derecha llevando el pie al interior del muslo de la pierna izquierda (esta hace de anclaje del cuerpo) y estira la pierna izquierda. Al inspirar, levanta los brazos, haz un pequeño giro hacia la izquierda al espirar. Vuelve al centro inspirando y baja los brazos a la postura de partida con la espiración. Repite el ejercicio cuatro veces y luego cambia la pierna de anclaje (flexionas la izquierda) para hacerlo cuatro veces hacia el otro lado. Deja que la parte alta de la columna gire de forma natural, con suavidad sin hacer ningún esfuerzo. (Fotos 7 y 8).

Beneficios

- Estiras la musculatura de la espalda.
- Flexibilizas las articulaciones entre vértebras y estiras la columna vertebral.
- Te das energía.
- Estabilizas la pelvis.
- Haces un masaje a los órganos abdominales.
- Te ayuda a concentrarte en la columna vertebral.
- Das espacio al abdomen en el crecimiento uterino.

Contraindicaciones en la gestación

- Tensión en la parte alta de la espalda.
- Si perduran las náuseas.

Después de realizar los ocho movimientos, cuatro veces hacia cada lado, buscarás una postura compensatoria y simétrica: *Apānāsana* (págs. 61-62), *Vajrāsana* (pág. 107) o *Cakravākāsana* (págs. 108-109).

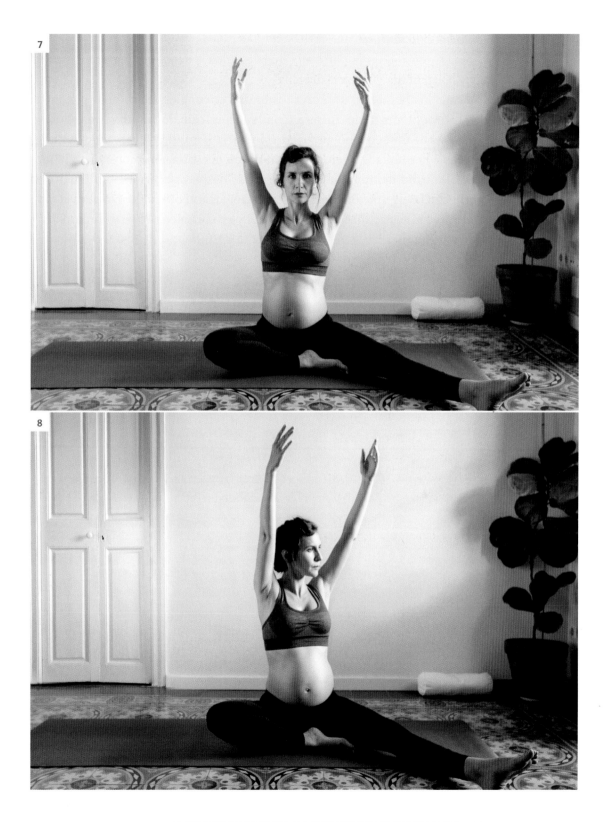

Cómo hacer la postura

Si sientes tensión en la parte alta de la espalda, puedes realizar giros suaves hacia la izquierda y hacia la derecha.

Afloja los hombros, deja caer los brazos encima de las rodillas y mantén el eje corporal centrado. Inspira (con la inspiración, la columna vertebral se alarga) y haz un pequeño giro o torsión hacia la izquierda, llevando la mano derecha a la rodilla izquierda al espirar (con la espiración profundizas la torsión, al mismo tiempo que el diafragma se desplaza hacia arriba). Vuelve al centro con la inspiración. Repite el ejercicio hacia el otro lado. Observa el movimiento que se produce en las cervicales y en el tronco. Observa la parte baja de la espalda y las lumbares. **(Fotos 9, 10, 11 y 12).**

Beneficios

- Flexibilizas las articulaciones entre las vértebras y estiras la columna vertebral.
- Das estabilidad a la pelvis.
- Lubricas las articulaciones de las vértebras, al rotarlas.

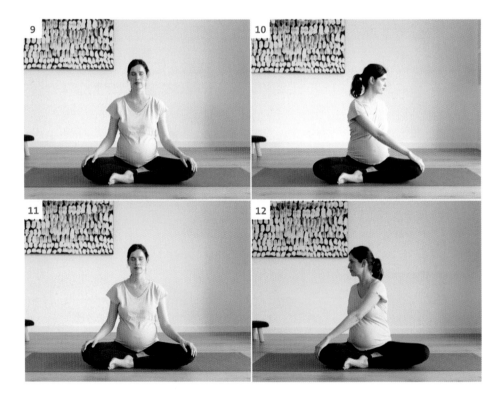

- Relajas la parte alta de la espalda y aflojas los hombros y las cervicales.
- Haces un masaje a los órganos abdominales.
- Favoreces la concentración en la columna vertebral.

Contraindicaciones en la gestación

- Molestias en las piernas, varices o edemas en las extremidades. Si tienes alguno de estos problemas, puedes estirar las piernas y hacer el giro con las piernas relajadas

Postura compensatoria o para descansar

Vajrāsana

Siéntate sobre los tobillos, con el apoyo de una almohada. A veces, en el embarazo resulta incómodo sentarse encima de los tobillos, debido a la distensión que se produce en los ligamentos. La postura del diamante te permite descansar de la apertura de las piernas, mientras mantienes la espalda recta y calmas la mente. También se puede realizar como postura previa a ponerte de pie, pero no te quedes en la postura del diamante demasiado tiempo, solo durante unas cuantas respiraciones. **(Fotos 13 y 14).**

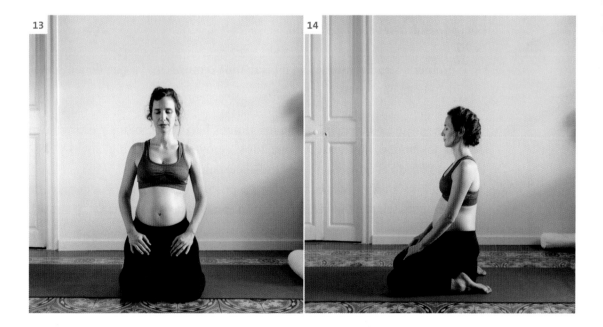

Conocida como postura del gato o de cuatro patas, esta postura simétrica también puede ser compensatoria. Hazla siempre que lo necesites, también cuando quieras ponerte de pie tras haber realizado posturas en el suelo, como postura previa. (Foto 15).

Cómo hacer la postura

Ponte a gatas, manteniendo la pelvis simétrica, la cabeza alineada con el eje vertebral, los brazos paralelos y las manos bien abiertas y apoyadas en el suelo. Inspira llevando la cabeza hacia atrás suavemente, liberando la tensión en las cervicales, y, al espirar, lleva la cabeza hacia el pecho curvando la columna hacia arriba, notando cómo se estira.

Beneficios

- Aumentas la flexibilidad de la columna vertebral.
- Abres el pecho, el cuello y los hombros.
- Estiras los músculos de la espalda, del cuello y de los brazos.
- Desbloqueas el diafragma.
- Disminuyes la presión en la pelvis y en el suelo pélvico.
- Proteges los músculos del abdomen.

Contraindicaciones en la gestación

- Problemas en las rodillas y en las manos o muñecas, ya que deben sostener el peso del cuerpo.

Desde la postura cuadrúpeda, baja los glúteos hacia los tobillos y estira hacia delante los brazos, sintiéndolos relajados. Apoya la frente en el suelo y descansa, sintiendo el estiramiento de toda la espalda.

Tras unos instantes, inspira y vuelve a la postura cuadrúpeda. Puedes repetir el movimiento seis u ocho veces siguiendo el ritmo de la respiración. (Foto 16).

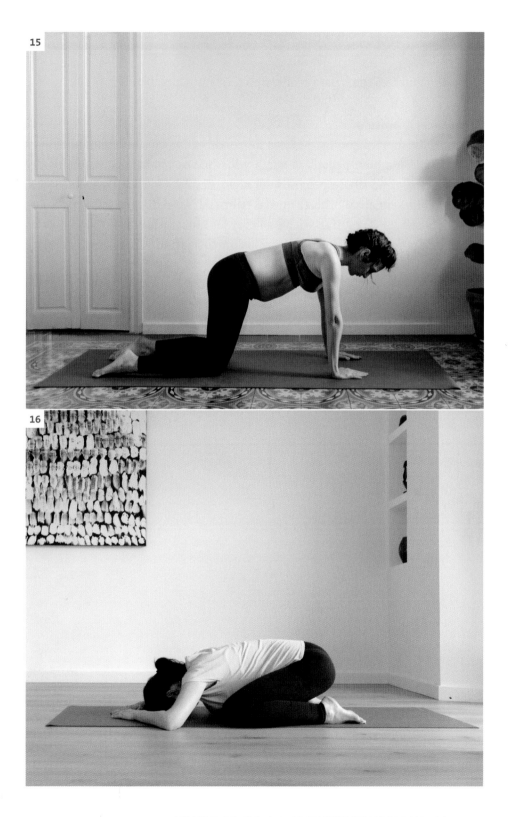

Mira las siguientes fotos para realizar bien esta postura. (Fotos 17 y 18).

Cómo hacer la postura

En decúbito supino, con las piernas flexionadas, los pies en contacto con el suelo, la espalda bien pegada al suelo y los brazos relajados a los lados del cuerpo. Al inspirar, sin despegarlos del suelo, desplaza los brazos hacia arriba, dibujando un semicírculo, hasta que las palmas de las manos se toquen por encima de la cabeza. Al espirar, vuelve a llevar los brazos a los lados. Si no puedes llegar a tocar las palmas, puedes dejar los brazos estirados paralelos.

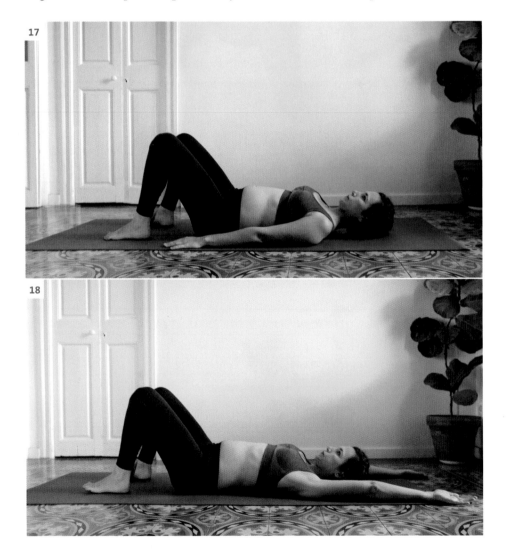

Beneficios

- Estiras la espalda.
- Refuerzas la musculatura del cuello y la parte alta de la espalda.
- Das energía y calmas la mente.
- Descansas la pelvis y la presión en el suelo pélvico.

Contraindicaciones en la gestación

- Hipotensión.
- Molestias gástricas.
- Molestias en la parte alta de la espalda.

Estas primeras semanas en las que te estás iniciando en la práctica del yoga también puedes incluir las posturas *Dvipādapītham* y *Apānāsana*, pero si al hacerlas tienes náuseas o malestar digestivo, no persistas y practica mejor posturas sentada.

Puedes terminar sentada o en posición de *Śavāsana*, con las piernas dobladas y las plantas de los pies en el suelo, observando la respiración.

Posturas que puedes practicar desde la semana 16 a las semanas 24-26

Alrededor de las 20 semanas, empezarás a sentir los movimientos del bebé. Es un período de comunicación, de sentir cosas nuevas en el cuerpo. El abdomen aumenta visiblemente y la transformación del cuerpo resulta más que evidente. Algunas mujeres a las 20-22 semanas de gestación pueden notar un cierto endurecimiento del abdomen, no doloroso, que se puede producir debido a las contracciones de Braxton Hicks.

La mayoría de las mujeres, en este momento de la gestación, tienen mucha energía. Han dejado atrás algunos de los síntomas gástricos que les molestaban y empiezan a disfrutar del embarazo.

Durante estas semanas practicarás posturas que favorezcan la expansión de la caja torácica, para evitar las molestias de compresión del diafragma y facilitar la respiración, y posturas que movilicen la pelvis, para dar espacio al abdomen en su crecimiento y activar la circulación sanguínea intrauterina.

Puedes sentir alguna molestia en el bajo vientre y en las ingles debido al estiramiento de los ligamentos redondos del útero, que puede provocar pinchazos o dolor cuando caminas o te levantas de golpe de una silla. Estas molestias, si las llegas a tener, duran poco tiempo. Mientras las notes, procura buscar posturas de protección del abdomen, que no impliquen una apertura y un estiramiento de la musculatura anterior del abdomen.

Seguirás trabajando el eje corporal y la tonificación del suelo pélvico para facilitar la circulación de retorno de las piernas e incorporarás, si aún no lo has hecho…

- Reconocer el ritmo de la respiración.
- Cuidar la postura en las actividades que haces a lo largo del día.
- Buscar ratos para el descanso.
- Seguir los consejos de nutrición que te ha dado la comadrona.
- Observar el ritmo de la respiración cuando realizas el movimiento.
- Centrar la mente en lo que haces y en cómo lo haces.
- Seguir un orden al hacer las posturas: puede ser en el suelo, sentada y de pie, o bien a la inversa: de pie, sentada y en el suelo.
- Potenciar momentos de silencio y meditación.
- Hacer los ejercicios de Kegel para tonificar el suelo pélvico.
- Practicar las visualizaciones de la pelvis y de los esfínteres del suelo pélvico.

Durante estas semanas podrás seguir trabajando las posturas mostradas hasta ahora, aunque deberás incorporar adaptaciones y pequeñas modificaciones.

Posturas en el suelo

Ūrdhva prasārita pādāsana

Cómo hacer la postura

Túmbate boca arriba en el suelo, con las piernas flexionadas, las plantas de los pies en contacto con el suelo y los brazos a los lados del cuerpo. Inspira y desliza los brazos por el suelo para llevarlos por encima de la cabeza hasta unir las manos, o si lo prefieres puedes dejar los brazos paralelos. Espira flexionando una pierna al lado del abdomen, inspira levantándola hacia el techo, espira mientras vuelves a doblarla al lado del abdomen, inspira al tiempo que bajas el pie al suelo y espira y vuelve a llevar los brazos junto al cuerpo. Repite el movimiento con la otra pierna. (Fotos 19-22).

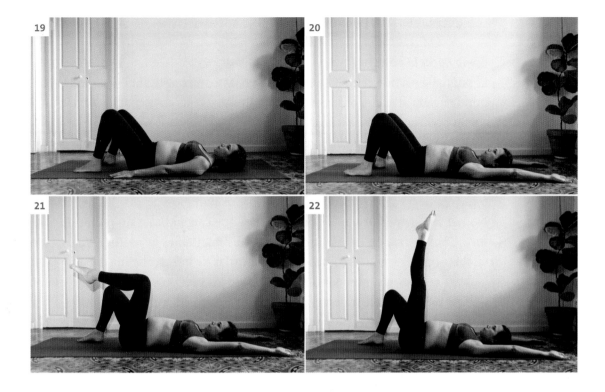

Puedes hacerlo tres o cuatro veces con cada pierna. Alternando una y la otra. Al terminar, ponte sobre el lado izquierdo de tu cuerpo y descansa durante unas respiraciones.

Beneficios

- Estiras la espalda.
- Dejas espacio al abdomen.
- Abres la pelvis.
- Mejoras la circulación de retorno.
- Descomprimes el suelo pélvico.
- Proteges los ligamentos redondos del útero.

Contraindicaciones en la gestación

- Molestias gástricas.
- Hipotensión.

Cómo hacer la postura

El punto de partida es en el suelo, como en la postura anterior. Siente el eje corporal pegado al suelo, observa tus lumbares y nótalas en contacto con el *mat* o colchoneta, las piernas están paralelas y los pies alineados.

Pon las manos enlazadas encima del abdomen y siente la respiración. Al inspirar, eleva los brazos, manteniendo las manos entrelazadas y llevándolas por encima de la cabeza, hasta el suelo. Al mismo tiempo, coincidiendo con la inspiración, deja caer las rodillas hacia los lados juntando las plantas de los pies. No fuerces la apertura de las piernas, deja que caigan hasta un punto de confort. Concéntrate en la respiración mientras mantienes la postura. Al espirar, vuelve a bajar las manos juntas hasta colocarlas de nuevo encima del abdomen y cierra las piernas, poniendo las plantas de los pies en contacto con el suelo. Puedes repetir el movimiento las veces que lo necesites. **(Fotos 23 y 24)**.

No inicies la práctica con esta postura. Realízala cuando ya hayas trabajado de forma más sencilla el eje corporal y las extremidades.

Puedes practicar primero la postura anterior, *Ūrdhva prasārita pādāsana*, luego esta, *Supta baddha koṇāsana*, y acabar con *Apānāsana* (pág. 61) como postura compensatoria.

Beneficios

- Abres la pelvis,
- Facilitas la circulación del suelo pélvico.
- Expandes el tronco superior dejando espacio al abdomen.
- Estiras toda la espalda.

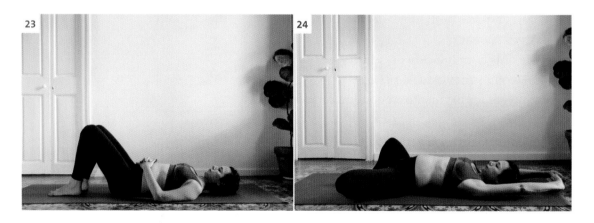

- Haces un cierre energético en tu cuerpo al juntar tus manos y las plantas de los pies.

Contraindicaciones en la gestación

- Molestias en la parte baja de la espalda (lumbares y sacro).
- Molestias en el pubis y bajo vientre.
- Hipotensión.
- Molestias gástricas.

Tras practicar posturas en las que estás un rato boca arriba, debes descansar un poco sobre el lado izquierdo, antes de continuar. Date un tiempo para observar y valorar el esfuerzo y el ritmo de la respiración.

 ## *Variante de* Cakravākāsana

Cómo hacer la postura

El punto de partida es el mismo, desde la posición cuadrúpeda, manteniendo la pelvis simétrica, la cabeza alineada con el eje vertebral, la espalda en posición neutra, los brazos paralelos con las palmas de las manos en contacto con el suelo.

Al inspirar, estira una pierna hacia atrás, llevándola a la altura de la pelvis, procurando que esta se mantenga simétrica. Al espirar, baja la pierna a la posición de partida. Repite lo mismo con la otra pierna. Puedes hacerlo dos veces con cada extremidad, alternando el movimiento. **(Fotos 25 y 26 de la página siguiente).**

Con la inspiración estira el brazo izquierdo hacia delante, manteniéndolo a la altura del tronco, la cabeza alineada con el eje vertebral. Al espirar, vuelve a colocar la mano al suelo. Repite dos veces con cada brazo. **(Foto 27).**

Puedes hacer esta otra adaptación si te sientes más cómoda: inspira y estira al mismo tiempo brazo izquierdo y pierna derecha sin levantarlos hacia arriba. Siente el estiramiento del cuerpo. Al espirar, vuelves a la postura de partida. Haz lo mismo ahora con el brazo derecho y la pierna izquierda. Puedes repetir el movimiento dos veces con cada lado, alternándolos. Mantén siempre la pelvis simétrica y la cabeza alineada con el eje corporal, procurando no generar tensión en las cervicales ni en las lumbares. **(Foto 28).**

Si te sientes cansada o notas molestias en las muñecas, siéntate sobre los talones y relaja brazos y muñecas. Descansa antes de continuar.

Beneficios

- Estiras los músculos de la espalda.
- Abres el pecho.
- Liberas la presión en el suelo pélvico.
- Refuerzas los glúteos.
- Aumentas el equilibrio y la resistencia.
- Potencias la concentración.

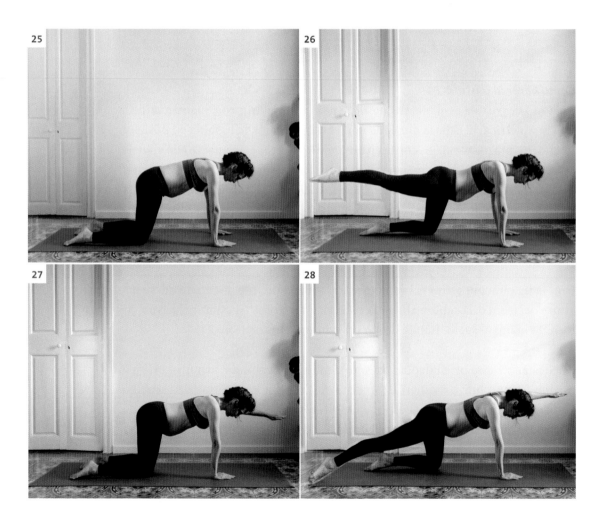

Contraindicaciones en la gestación

- Dolor en las manos. Molestias en las muñecas.
- Si tienes molestias en la parte baja de la espalda, es mejor que no subas las piernas.
- Si notas molestias en el bajo vientre, se produce un estiramiento de los ligamentos anteriores del abdomen.

Si estás más en forma puedes probar esta otra postura. **(Fotos 29 y 30).**

Cómo hacer la postura

Ponte de rodillas y, cuando estés preparada, estira hacia delante la pierna izquierda. Al inspirar, levanta los brazos hacia el techo; al espirar, baja el cuerpo y los brazos hacia delante. Vuelve a inspirar subiendo de nuevo los brazos hacia arriba y espira bajándolos a los lados del cuerpo. Puedes hacer la secuencia dos veces y luego cambiar de pierna. No obstante, antes de cambiar de extremidad, equilibra el cuerpo con una postura simétrica: ponte a gatas, en posición de cuadrupedia, y observa las sensaciones de tu cuerpo. Cuando estés preparada haz el ejercicio con el otro lado. Estira hacia delante la pierna derecha y sigue la secuencia.

Si no puedes tocar el suelo con las manos, puedes dejarlas apoyadas en las rodillas.

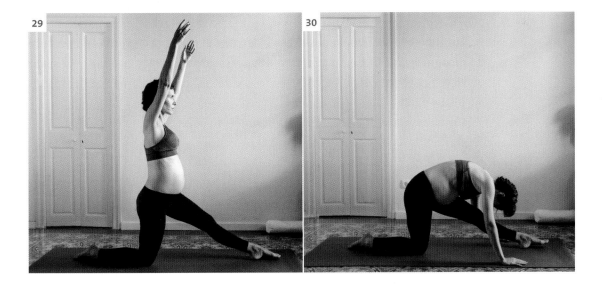

Beneficios

- Tonificas los músculos abdominales, los brazos y las piernas.
- Estiras los músculos de la espalda; en especial, los de la parte baja.
- Abres la pelvis, protegiendo la sínfisis del pubis y la musculatura anterior del abdomen.
- Das fuerza a las piernas y energía.
- Refuerzas el equilibrio y la estabilidad.

Observa el ritmo de la respiración mientras realizas la postura. Si no es suave, descansa y haz una postura más fácil.

Contraindicaciones en la gestación

- Si las piernas no están fuertes.
- Si hay molestias en la parte baja de la espalda (lumbares y sacro).
- Tensión en la parte alta de la espalda.

Adaptación de la postura Godhāpītham

Cómo hacer la postura

Ponte de rodillas, afloja los hombros y apoya la frente en el suelo. Estira hacia atrás la pierna derecha, inspira estirando los brazos al tiempo que incorporas un poco el tronco. Controla el ascenso, no aumentes la curvatura de las lumbares. Al espirar, vuelve a bajar y observa el efecto del ejercicio en la columna y la pelvis. Repite la secuencia dos veces y descansa con las dos piernas en postura de recogimiento. Observa el efecto del estiramiento en las caderas y el suelo pélvico. Prueba ahora a hacer la secuencia estirando la otra pierna. **(Fotos 31, 32, 33, 34 y 35)**.

Descansa en la postura de *Apānāsana*. **(Foto 36)**.

Beneficios

- Estiras la parte baja de la espalda.
- Abres el pecho.
- Alineas la pelvis.
- Abres los músculos flexores y rotatorios de la pelvis.

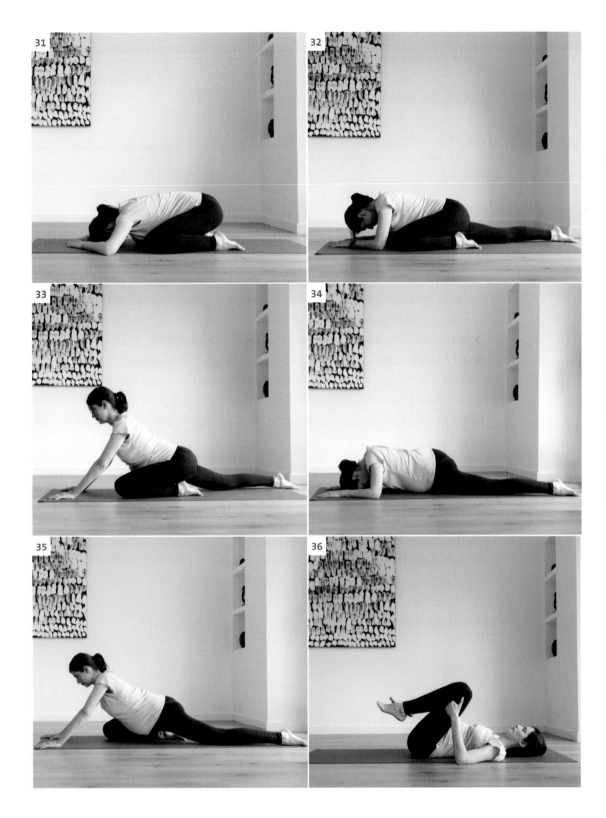

- Estiras los muslos.
- Aumentas la circulación del suelo pélvico.

Contraindicaciones en la gestación

- Dolor o molestias en la espalda, lumbares y sacro.
- Molestias en la pelvis.

Jaṭhara parivartanāsana *(postura de torsión tumbada en el suelo)*

Cómo hacer la postura

Tumbada boca arriba, con las piernas dobladas y las plantas de los pies bien apoyadas en el suelo. Abre las piernas hasta un punto de comodidad, dejando espacio para el abdomen. Abre los brazos en cruz, con las palmas de las manos hacia el techo. Inspira con el cuerpo alineado en el centro. Al espirar, lleva las piernas, sin levantarlas, hacia el lado derecho y gira la cabeza hacia el lado izquierdo. Vuelve con la inspiración al centro para alinear el cuerpo. **(Fotos 37-39)**. Repite el movimiento hacia el otro lado. Te puedes quedar una respiración estable en cada lado para sentir el estiramiento de la espalda y la movilidad de la pelvis.

Beneficios

- Aumentas la flexibilidad de la columna vertebral y de las caderas.
- Haces un masaje a los órganos abdominales internos, estimulando el metabolismo.
- Estiras la columna vertebral y los hombros.
- Refuerzas la zona lumbar.
- Abres el pecho y la pelvis.
- Aflojas los músculos del suelo pélvico.

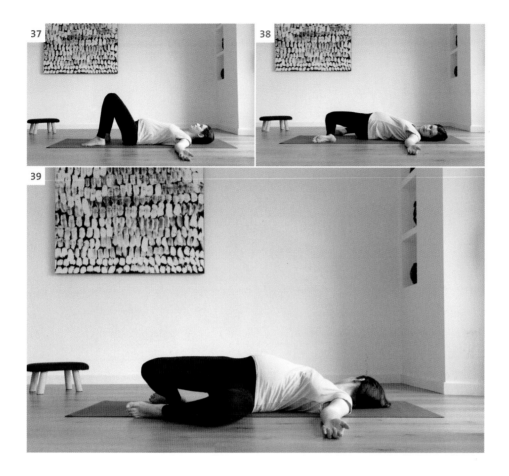

Contraindicaciones en la gestación

- Problemas o tensión en la columna.
- Hipotensión.
- Problemas gástricos.

Después de hacer esta postura, compensa con *Apānāsana*. (Foto 40, pág. 122).

Siente la espalda alineada, lleva la barbilla hacia el pecho, sin levantar la cabeza del suelo. Inspira y nota cómo se alarga la columna y cómo las lumbares y el sacro se relajan. Quédate un rato en esta postura y observa las sensaciones en tu cuerpo.

Recuerda que, antes de incorporarte para sentarte, debes acostarte sobre el lado izquierdo y permanecer en esta posición durante unas cuantas respiraciones. Observa el ritmo del aire cuando entra y cuando sale. En el mo-

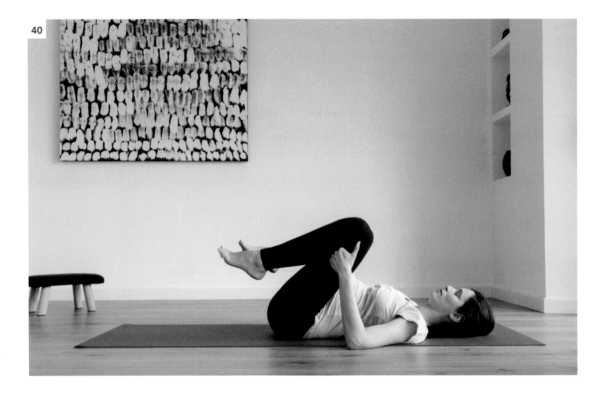

mento en que te sientas preparada, puedes iniciar las posturas que se realizan sentadas.

Posturas sentada en el suelo

 Jānuśirsāsana *(postura asimétrica)*

Cómo hacer la postura

Sentada en el suelo flexiona una pierna y coloca la planta del pie en el interior
del muslo de la pierna contraria y estira la otra pierna delante de ti. Inspira y
eleva los brazos hacia el techo, espira y estira el cuerpo y los brazos por encima
de la pierna que tienes estirada. Si lo necesitas, puedes doblar un poco la rodilla de esta pierna.

Haz dos o cuatro movimientos y luego descansa estirando las dos piernas
delante de ti y aflojándolas antes de seguir con la postura. Repite la secuencia
ahora estirando la otra pierna.

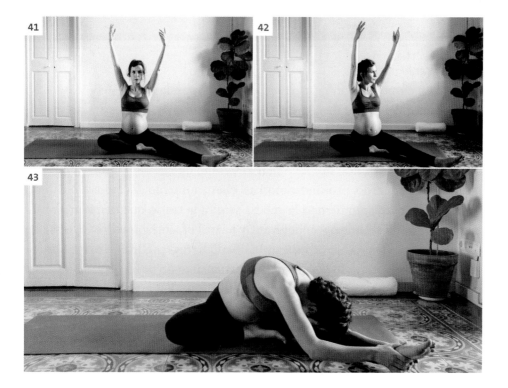

Beneficios

- Estiras los músculos extensores de la espalda.
- Estiras los brazos.
- Refuerzas la zona lumbar.
- Haces un masaje a los órganos abdominales.
- Abres la pelvis.
- Produces una elongación de los músculos de la pierna en postura de estiramiento.

Contraindicaciones en la gestación

- No hacerla si hay molestias en la espalda o problemas de columna.
- Molestias gástricas, acidez, reflujo gástrico.

Puedes hacer adaptaciones en función del volumen del abdomen y la flexibilidad de las piernas.

Cómo hacer la postura

Sentada en el suelo flexiona la pierna derecha y pon la planta del pie derecho en el interior del muslo de la pierna contraria, estira la otra pierna delante de ti. Los brazos están relajados. **(Foto 44).** Ahora inspira, subiendo y estirando el brazo derecho hacia el lado izquierdo. Siente cómo se estira el lado derecho del cuerpo. Espira estirando un poco más al tiempo que llevas el brazo izquierdo hacia el pie izquierdo, profundizando así el estiramiento del lado derecho del cuerpo. Gira al mismo tiempo la cabeza y mira la mano que tienes arriba. Al inspirar ve hacia el centro y enderézate, y baja el brazo espirando. Observa las sensaciones que te produce el estiramiento. ¿Quieres repetirlo? Vuelve a intentarlo. Descansa estirando las piernas juntas delante de ti. Haz tres respiraciones conscientes sintiendo los efectos del ejercicio y luego colócate —es decir, flexiona la pierna izquierda hacia la ingle y estira la derecha— para hacer la secuencia estirándote hacia el lado derecho.

Haz todas las adaptaciones que necesites para realizar con comodidad la postura. Por ejemplo, puedes utilizar una almohada para apoyar las piernas. **(Foto 45).**

Beneficios

- Estiras los músculos posteriores y laterales de la espalda.
- Abres la pelvis y le das flexibilidad.
- Realizas una pequeña rotación en la columna vertebral.
- Das flexibilidad a las articulaciones.

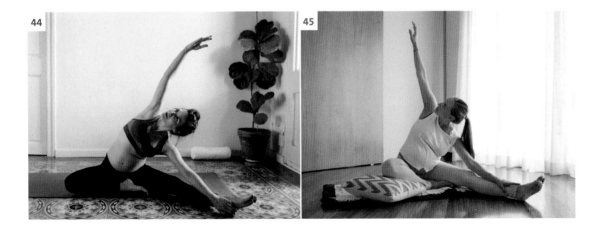

Contraindicaciones en la gestación

- No hacerla si hay molestias en la espalda o problemas de columna.
- Molestias gástricas, acidez, reflujo gástrico.

Adaptación de Upaviṣṭakoṇāsana

Cómo hacer la postura

Siéntate en el suelo, endereza la espalda y abre las piernas estirándolas hacia los lados (debes poder mantenerte en la postura sin sentir tensión en las piernas). Con la espiración, lleva el cuerpo y los brazos hacia delante. Al inspirar vuelve a la postura de sentada con las piernas abiertas. **(Foto 46)**.

Beneficios

- Estiras los músculos posteriores del cuerpo.
- Estiras los músculos de las piernas y de la espalda.
- Facilitas la apertura del canal de la pelvis.
- Aumentas la movilidad de la pelvis y la estabilizas.

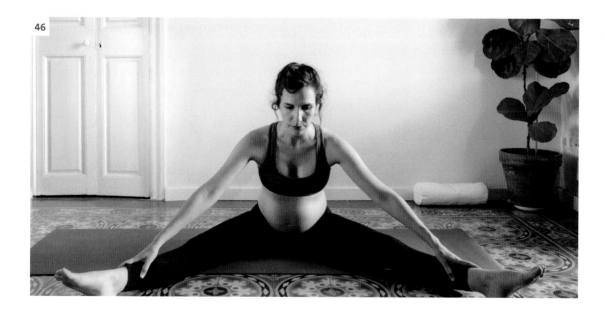

46

Puedes adaptar la postura no abriendo tanto las piernas. También la puedes hacer apoyando la espalda en la pared, sintiendo el desplazamiento de la espalda hacia delante colocando las manos sobre los muslos. Si notas tensión al estirar las piernas, coloca unos cojines debajo de las rodillas.

Contraindicaciones en la gestación

- Molestias en la parte baja de la espalda, lumbares y sacro.

Puedes descansar sobre el lado izquierdo, o bien hacer alguna postura compensatoria como *Apānāsana*.

Mālāsana

Cómo hacer la postura

Abre las piernas, siente los pies bien arraigados en el suelo y baja el cuerpo como si quisieras sentarte en un taburete. También puedes llegar a la postura desde la posición de cuadrupedia, acomodando la apertura de las piernas y de los pies.

Junta las palmas de las manos, poniendo los brazos por delante de las rodillas. Siente la respiración en el abdomen. Coloca el eje corporal, notando los efectos de la postura en el sacro y los genitales. Quédate ahí durante unas cuantas respiraciones. Fija la mirada en un punto. **(Foto 47, pág. 127)**.

Puedes poner una almohada debajo de los talones si te sientes más cómoda. **(Foto 48 de la página siguiente)**.

Beneficios

- Refuerzas las piernas y los tobillos.
- Tonificas los músculos abdominales.
- Aumentas la movilidad de las articulaciones de la pelvis y de las caderas.
- Abres al máximo la pelvis, generando un ángulo perfecto para el descenso del bebé.
- Relajas la musculatura del suelo pélvico.
- Conectas con el suelo pélvico y el canal del parto.

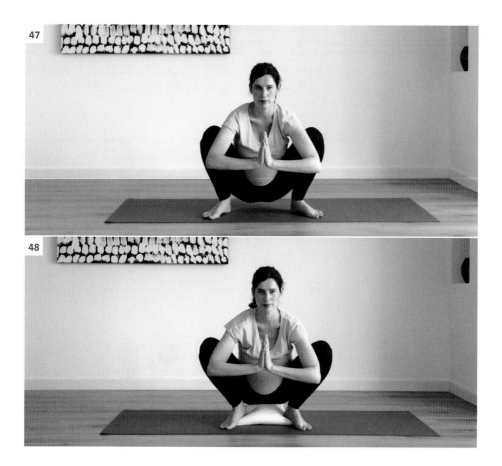

- Alargas toda la musculatura posterior del cuerpo, músculos extensores de la espalda y glúteos.
- Relajas y estiras los músculos del suelo pélvico.
- Descomprimes el sacro de la presión del bebé.
- Favoreces el descenso, encajado y rotación del bebé.

Contraindicaciones en la gestación

- Prolapso de cuello uterino o intervenciones de cerclajes uterinos previos.
- Amenaza de parto prematuro.
- En caso de que el feto esté colocado de nalgas, es mejor no hacer esta postura a partir de la semana 34, ya que se podría facilitar el encaje en posición de nalgas.
- Placenta previa.
- Problemas circulatorios. Varices vulvares y hemorroides.

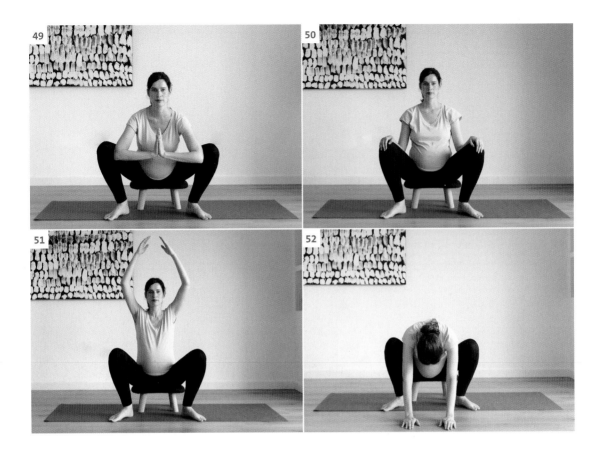

En cualquiera de estos casos, puedes adaptar la postura sentándote en una silla baja. Conduce la respiración al abdomen y relájalo.

Otra adaptación desde la posición de cuclillas. **(Foto 49)**.

Quédate sentada en un taburete bajo, colocando toda la espalda bien alineada. Inspira subiendo los brazos a la vertical y, al espirar, llévalos hacia delante hasta poner las manos planas en el suelo. Siente el estiramiento de toda la parte posterior de la espalda, en especial del sacro. **(Fotos 50, 51 y 52)**.

Posturas de pie

Si has seguido un orden en el trabajo de las posturas en el suelo y sentada, y ahora quieres trabajar alguna postura de pie, haz antes alguna respiración en una postura compensatoria que te ayude a preparar el cuerpo para ponerte de pie. Por ejemplo: ponte en cuadrupedia y, con la espiración, lleva las nalgas hacia los tobillos. Observa cómo el aire entra y sale de tu cuerpo. También te puedes quedar sentada un rato recuperando el control de la respiración.

No olvides que las posturas que has decidido trabajar hoy deben tener un objetivo.

Si quieres iniciar tu práctica de pie, debes tener en cuenta que no es aconsejable hacer más de dos o tres posturas estáticas seguidas, y que, entre postura y postura, has de salir de la posición estática haciendo movimientos con las piernas para facilitar la circulación de la sangre.

Trabaja las posturas de pie con los ojos abiertos, fijando la mirada en algún punto. Todas estas posturas preparan la columna, la pelvis y el abdomen para las posturas que luego realizarás en el suelo, ya sea sentada o en decúbito supino. Las posturas de pie suelen dar mucha energía. Son más apropiadas para hacerlas por la mañana.

Puedes iniciar la práctica con posturas de pie haciendo un escáner corporal, colocándote, por ejemplo, en la postura de *Tāḍāsana* o de la montaña, para tomar conciencia del cuerpo, la respiración y de cómo te sientes.

A partir de esta percepción podrás realizar dos posturas más de pie que contribuirán a darte energía y vitalidad, y luego ya podrás pasar a sentarte o a practicar alguna postura en posición de rodillas.

Tāḍāsana

Cómo hacer la postura

De pie, separa ligeramente los pies y siente que están bien arraigados al suelo. Mantén una apertura de piernas que te haga sentir segura, con los pies paralelos para poder guardar bien el equilibrio. Trata de captar las sensaciones provenientes del suelo, la fuerza de las piernas sustentándote.

Observa cómo repartes las cargas del cuerpo… ¿Apoyas más peso en la pierna derecha o en la izquierda? ¿Cómo sientes la columna vertebral desde las cervicales? Revisa si la cabeza está bien alineada con el eje corporal, si la barbilla se inclina un poco hacia el pecho… ¿Cómo sientes la espalda y las vértebras dorsales cuando inspiras? Observa cómo colocas las lumbares y el sacro.

En esta postura puedes observar cómo está tu cuerpo, tu respiración y tu mente antes de trabajar con otras posturas.

Continúa observando las cervicales y los hombros y, luego, ve bajando por detrás del cuerpo y por delante hasta llegar a la punta de los dedos de los pies.

Toma conciencia del estado de tu cuerpo en relación con el espacio. Esta postura nos vincula al entorno al unir *prāṇa* (energía en la parte superior del cuerpo) y *apāna* (la energía digestiva). Te predispone a una actitud mental calmada (*bhāvana*) cuando llevas la atención hacia la respiración (*prāṇāyāma*), alargando y ampliando la respiración, observando de forma especial la espiración desde el abdomen.

Al tomar conciencia del eje corporal y de la correcta posición de la pelvis evitas el aumento de la curvatura de la espalda: la lordosis lumbar. Bascula la pelvis un poco hacia delante y equilibra el peso con una posición correcta de las piernas y los pies. Los brazos gravitan al lado del cuerpo; siente cómo los dedos de las manos se dirigen hacia el suelo, atraídos por la gravedad.

Dedica tres o cuatro respiraciones a la observación de pie. Mantén los ojos abiertos, fijando la mirada en un punto del suelo, a un metro y medio aproximadamente. Quédate ahí unos minutos sintiendo el cuerpo y la respiración. **(Foto 53).**

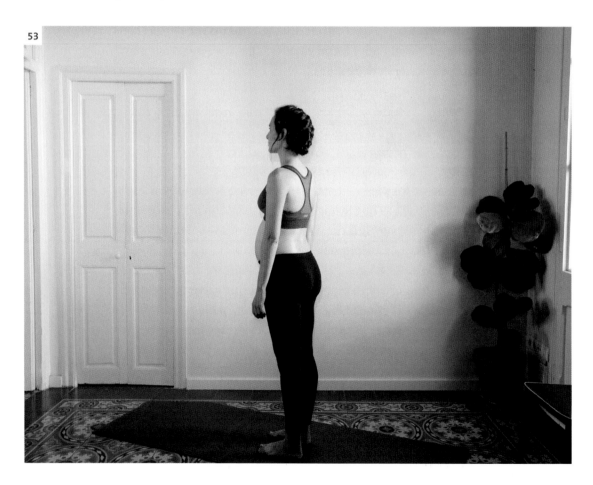

53

Beneficios

- Esta postura tiene una especial relevancia en la gestación porque ayuda a buscar de forma equilibrada compensaciones conscientes a los cambios estructurales.
- Aprendes a relajar el endurecimiento del útero y el abdomen cuando hay contracciones.
- Preparas tu cuerpo para la práctica del yoga.

Contraindicaciones en la gestación

- Edemas en las extremidades inferiores (hinchazón de piernas y pies).
- Varices vulvares y en las piernas.
- Amenaza de parto prematuro.
- Hipotensión.
- Problemas con la placenta.
- Incompetencia cervical.

En general, si se da alguna de las anteriores circunstancias, es mejor no hacer posturas de pie. Al final de la gestación, las posturas de pie estáticas no son las más adecuadas debido al peso del abdomen y a la presión que se produce en la pelvis y en el suelo pélvico.

La alternativa puede ser practicar sentada en una silla, manteniendo los pies en contacto con el suelo y la espalda bien recta. Haz también un escáner corporal, como en *Tāḍāsana*, pero sintiendo los puntos del cuerpo que están en contacto con la silla (isquiones de la pelvis, genitales, nalgas) y siendo consciente de cómo los pies se apoyan en el suelo. **(Foto 54, pág. siguiente)**.

Quédate así un rato y observa el estado del cuerpo, de la mente y de la respiración.

Desde la postura de *Tāḍāsana* se pueden hacer muchas variaciones y adaptaciones. Vamos a ver algunas a continuación.

Cómo hacer la postura

Al inspirar levanta los brazos por delante del cuerpo, llevando las manos hacia el techo. Con la espiración, baja los brazos por delante del cuerpo. Observa, a lo mejor necesitas aflojar un poco los codos. **(Fotos 55 y 56)**.

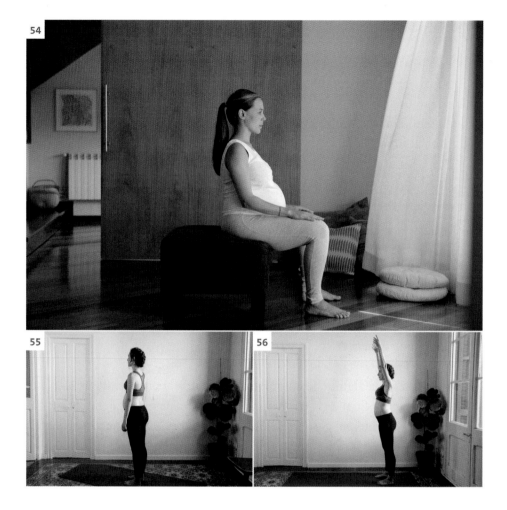

Beneficios

- Ayudas a estabilizar el equilibrio.
- Tomas conciencia de cómo el aire entra y sale del cuerpo.
- Mejoras el espacio en el abdomen.
- Aflojas los hombros y las cervicales.
- Preparas tu cuerpo para las siguientes posturas de pie.
- Estiras la columna.

Contraindicaciones en la gestación

- Las mismas que las señaladas en la postura *Tāḍāsana* o en otras posturas de pie estáticas.

Cómo hacer la postura

De pie, con el cuerpo en contacto con la pared, inspira y estira todo el cuerpo y los brazos al tiempo que te pones de puntillas. Siente cómo todo tu cuerpo se estira, también los tobillos y las piernas. Al espirar, baja los talones al suelo y relájate: deja caer los brazos a los lados del cuerpo, o lleva las manos al abdomen y «pega» las lumbares y el sacro a la pared. Afloja las rodillas y siente cómo la pelvis y los genitales tiran hacia el suelo. Relaja los hombros.

Quédate dos o tres respiraciones sintiendo la espiración desde el abdomen y el peso de la pelvis. Luego colócate de nuevo en la posición inicial y repite la secuencia seis veces. **(Fotos 57 y 58)**.

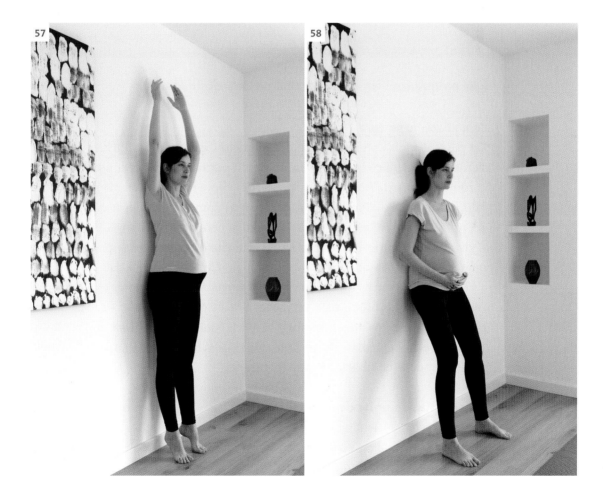

Beneficios

- Refuerzas piernas, muslos y tobillos.
- Ayudas a relajar las lumbares y el sacro.
- Aflojas la pelvis.
- Estiras todo el cuerpo.
- Refuerzas el equilibrio.
- Estimulas la concentración.
- Tomas conciencia de la gravedad de la pelvis hacia el suelo.

Contraindicaciones en la gestación

- Las mismas que las señaladas en la postura *Tāḍāsana* o en otras posturas de pie estáticas.

Vṛkāsana

Esta postura también puede ser una variante de *Tāḍāsana*.

Cómo hacer la postura

De pie, coloca las piernas y los pies paralelos, con una apertura en la que te sientas cómoda. Fija la mirada en un punto para mantener el equilibrio, dobla la rodilla izquierda por delante del cuerpo y lleva la planta del pie izquierdo al interior del muslo derecho. Si te sientes más cómoda, puedes poner la planta del pie más abajo, a la altura de la pantorrilla, pero nunca la apoyes en la rodilla.

Inspira subiendo los brazos hacia el techo y juntando las palmas de las manos. Haz dos respiraciones y deshaz la postura. **(Fotos 59-62)**.

Repite *Vṛkāsana* flexionando ahora la pierna derecha. Si notas tensión en las cervicales o en los hombros al elevar los brazos por encima de la cabeza, te resultará más sencillo y te sentirás más cómoda juntando las palmas de las manos sobre el pecho. Quédate así durante dos respiraciones, centrando tu mente y manteniendo el equilibrio fijando la mirada.

Esta adaptación te ayudará a sentirte más segura. Apóyate en la pared con la mano derecha, sintiendo bien alineado el eje vertebral y realiza la postura como he descrito antes. Haz dos respiraciones y cambia de lado, ahora te apoyas en la pared con la mano izquierda.

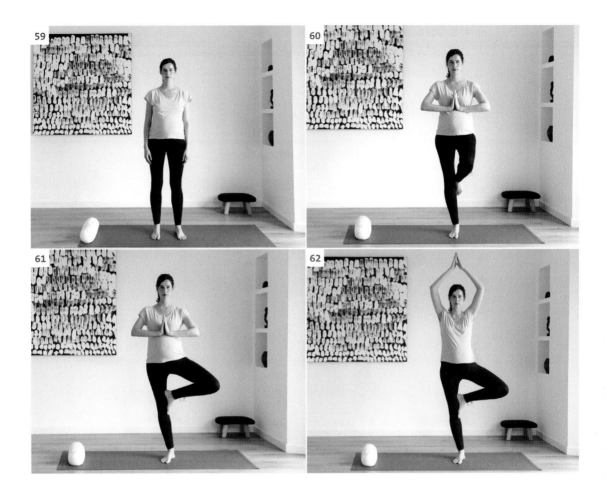

Haz todas las adaptaciones que necesites para sentirte cómoda. Puedes empezar por doblar la rodilla delante del cuerpo y, si te sientes segura, llevar el pie al interior del muslo. También puedes hacerlo colocándote frente a la pared y apoyándote en ella con ambas manos. **(Fotos 63 y 64 de la página 136).**

También puedes elevar los brazos por encima de la cabeza y mantenerlos paralelos; es decir, sin unir las manos. **(Foto 65, pág. 136).**

Beneficios

- Fomentas el equilibrio y centras la mente.
- Aumentas la flexibilidad de los abductores.
- Estiras la columna.

- Refuerzas las piernas y los tobillos.
- Con la práctica de esta postura, mejoras la alineación de la pelvis, estabilizándola.

Contraindicaciones en la gestación

- Todas las descritas en las posturas de pie.

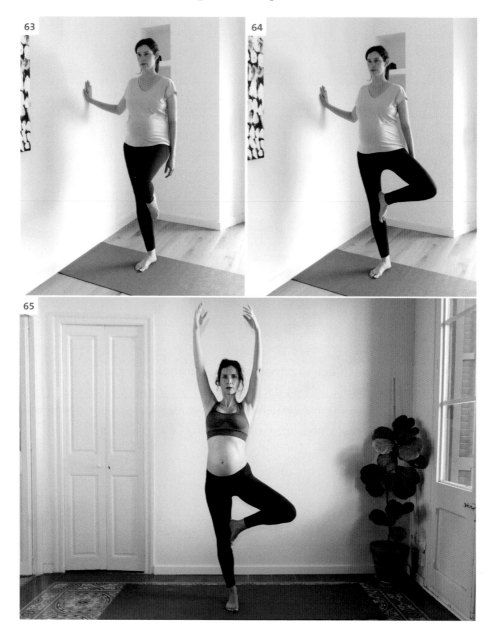

Cómo hacer la postura

Ponte de pie, con las piernas y los pies paralelos. Encuentra tu punto de confort. Inspira subiendo los brazos por los lados del cuerpo, hasta que las palmas de tus manos se junten por encima de la cabeza. Espira inclinando el cuerpo hacia el lado izquierdo, como si estuvieras dibujando una media luna. Vuelve a inspirar y lleva los brazos estirados hasta el centro, recuperando la posición centrada y simétrica. Espira bajando los brazos por los lados y volviendo a la postura de partida.

Repite el movimiento ahora hacia el otro lado. **(Fotos 66, 67, 68 y 69)**.

Asegúrate de no tensar los músculos del cuello. Si sientes tensión en los hombros, afloja los brazos en el estiramiento y descansa. Observa los efectos del movimiento antes de hacer el movimiento hacia el otro lado.

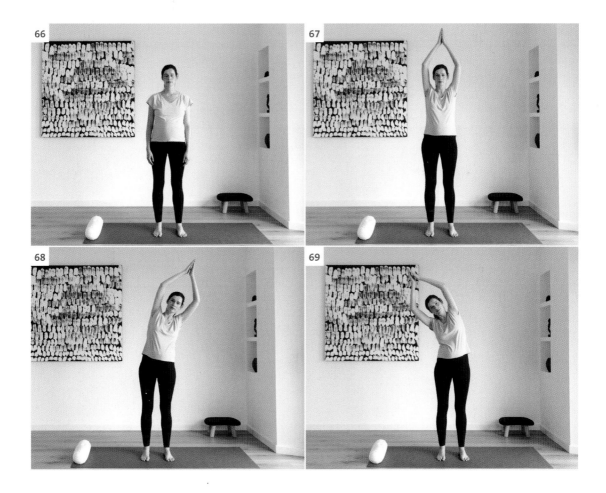

Beneficios

- Estiras y alineas la columna vertebral.
- Estiras los brazos.
- Refuerzas el equilibrio.
- Fortaleces las piernas y los tobillos.
- Estiras la cintura y su musculatura.
- Das espacio al diafragma, liberando la presión en el abdomen.
- También puedes hacer la postura sentada.

Contraindicaciones en la gestación

- No la puedes hacer sin prepararla previamente.
- Molestias en la zona lumbar o sacro (lumbocialgias).
- Tensión en la parte alta de la espalda.

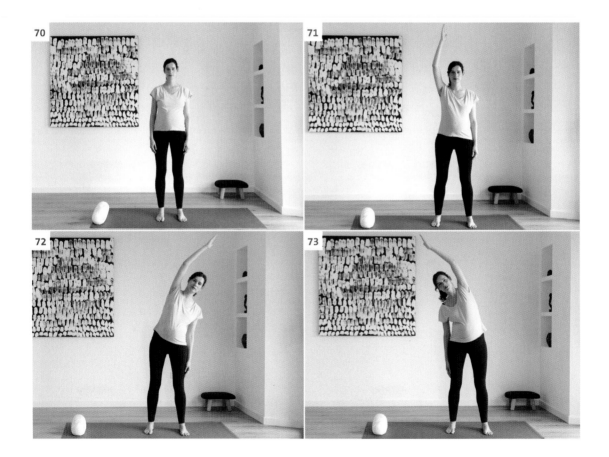

- Edemas en las extremidades.
- Si ya te encuentras en los dos últimos meses de la gestación, es mejor que la hagas sentada.

Puedes hacer esta otra variante de la postura anterior: se hace el mismo movimiento, pero en lugar de hacerlo con los dos brazos juntos, se hace primero con uno y después con el otro. Quizá te resulte más cómoda. **(Fotos 70, 71, 72 y 73)**.

Pārśva-Uttānāsana

Cómo hacer la postura

Separa los pies aproximadamente un metro y deja caer los brazos relajados a los lados del cuerpo.

Inspira y sube los brazos hacia el techo. Al espirar flexiona el tronco hacia delante, dejando espacio entre las piernas para el abdomen, y ahora deja caer la cabeza relajada entre las piernas y lleva las manos hacia el pie.

Puedes doblar un poco las rodillas si lo necesitas. Seguramente así la postura te resultará más fácil y notarás el estiramiento de la espalda. Inspira subiendo los brazos y, al espirar, bájalos dejándolos relajados a los lados del cuerpo, al tiempo que centras el cuerpo. **(Fotos 74 y 75)**.

Repite el movimiento un par de veces y luego hazlo hacia el otro lado.

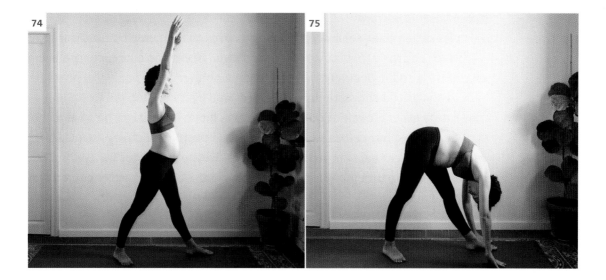

Beneficios

- Estiras la columna vertebral y la musculatura posterior del cuerpo.
- Relajas los músculos de la espalda.
- Eliminas la tensión acumulada en los brazos, hombros y cuello.
- Aumentas la flexibilidad en las caderas.
- Haces una pequeña rotación de la pelvis.
- Te das energía, dejas espacio al abdomen y aumentas el equilibrio.
- Desarrollas la concentración.

Contraindicaciones en la gestación

- Molestias gástricas.
- Hipotensión o hipertensión.
- Retención de líquidos en las extremidades, dolores de espalda o mucha tensión en la parte alta de los hombros.
- Problemas graves de visión.
- Varices.
- Es mejor no hacerla durante los últimos meses de la gestación o buscar adaptaciones.
- Las descritas en las posturas de pie.

 ### Adaptación de la postura Trikoṇāsana

Cómo hacer la postura

Los pies deben estar separados un metro aproximadamente. Al inspirar, pon los brazos en cruz y suaviza la rodilla izquierda. Al espirar, baja el cuerpo hacia el lado de la rodilla izquierda, llevando la mano derecha al suelo y el brazo izquierdo hacia el techo, al tiempo que haces una ligera torsión del tronco superior y de la cabeza, como si quisieras mirar la mano que diriges hacia el techo.

Vuelve a inspirar colocando los brazos en la postura de cruz y estira las dos piernas, al espirar baja los brazos a los lados del cuerpo. **(Fotos 76, 77, 78 y 79)**.

Repite el movimiento hacia el otro lado. Haz dos o tres veces el ejercicio hacia cada lado.

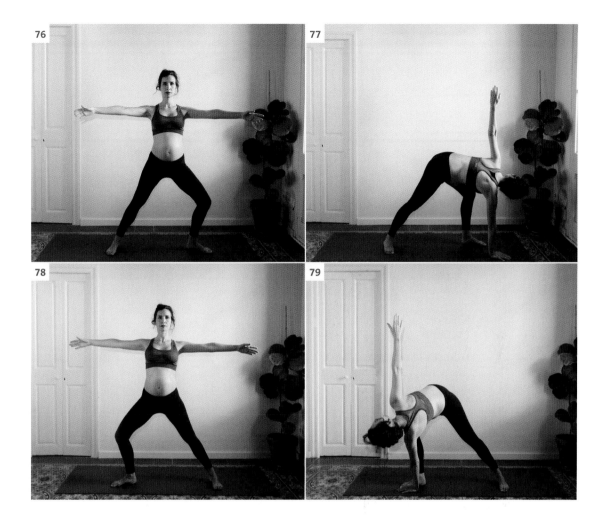

![Otras adaptaciones icon] **Otras adaptaciones**

En esta adaptación más suave, los brazos no se estiran; no bajas el brazo ni la mano al suelo. El punto de partida es el mismo. Inspiras llevando los brazos a la horizontal y, al espirar, haces una torsión suave del cuerpo y diriges el codo a la rodilla contraria mientras que, haciendo un pequeño giro, pones el otro brazo encima de las lumbares. **(Foto 80 de la página siguiente)**.

En esta otra adaptación, descansas la rodilla y la mano en una silla o taburete. **(Foto 81)**.

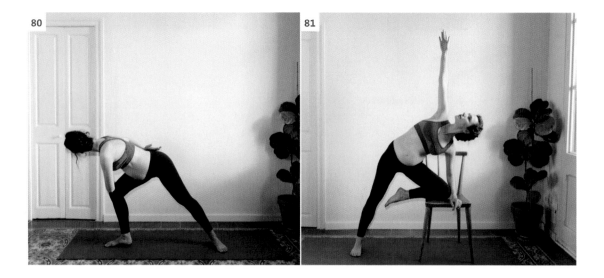

Beneficios

- Abres las caderas.
- Refuerzas los brazos, las piernas, los tobillos y los pies.
- Estiras el tronco superior y mejoras la flexibilidad del torso.
- Estiras la columna.
- Haces un masaje a los órganos abdominales.
- Refuerzas el equilibrio y das energía.

Contraindicaciones en la gestación

- Todas las indicadas en las posturas de pie.
- Tensión o dolor en la espalda.
- Molestias en las lumbares o el sacro.
- Compresión pelviana.
- Edemas en las extremidades.
- Hipertensión.
- Se debe preparar la postura.

Si estás muy en forma y no tienes ninguna molestia y ya practicabas yoga habitualmente, puedes realizarla o adaptarla como has visto.

Cómo hacer la postura

Esta postura también se hace de pie. Requiere fuerza, estabilidad y equilibrio y hay que prepararla previamente con otras posturas.

De pie, abre las piernas separándolas aproximadamente un metro, gira el pie derecho hacia fuera, formando un ángulo de 90 grados, y el pie izquierdo hacia dentro en un ángulo de unos 30 grados.

Gira suavemente la pelvis y el tronco superior hacia la derecha, y ahora flexiona un poco la rodilla derecha y siente cómo estiras la izquierda.

Inspira y pon los brazos en cruz. Concéntrate en la respiración: si esta es profunda, te dará la fuerza y la solidez para sentir todo el cuerpo bien arraigado en el suelo. Con la espiración, baja los brazos a los lados del cuerpo.

Repite el movimiento cuatro veces y luego descansa poniendo el cuerpo de forma simétrica, moviendo y aflojando las piernas antes de prepararte para hacer la secuencia hacia el otro lado. **(Fotos 82 y 83)**.

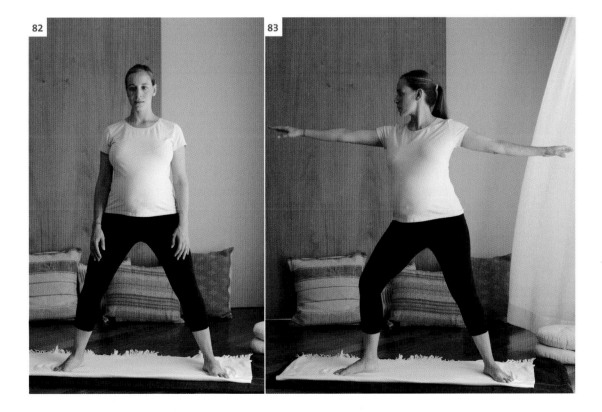

Cómo hacer la postura

También la puedes realizar elevando los brazos hacia el techo con la inspiración. Con la inspiración, levanta los brazos hacia el techo; con la espiración, bájalos hacia los lados del cuerpo. En cada caso, adaptas el giro de la pelvis a un punto de confort. Procura mantener la columna recta, sin aumentar la curvatura de las vértebras lumbares. **(Fotos 84 y 85)**.

Beneficios

- Estabilizas la columna.
- Abres la pelvis, rotándola.
- Refuerzas los brazos, las piernas, los tobillos y los pies.
- Abres la caja torácica.
- Desarrollas la concentración para poder mantener el equilibrio.
- Energizas y fortaleces el cuerpo.

Contraindicaciones en la gestación

- Hipertensión.
- Dolor o tensión en la espalda, lumbares y sacro.
- Las descritas en las posturas de pie.

Adaptación de esta postura

El apoyo de una silla te puede ayudar a sentir los beneficios de la postura sin tener la presión en las piernas ni en el suelo pélvico. **(Foto 86)**.

Siéntate en una silla con las piernas como se ha descrito en la postura, gira ligeramente la pelvis hacia el lado que tienes la rodilla doblada, inspira subiendo los brazos en cruz y gira la cabeza. Al espirar baja los brazos y siente los efectos del giro y de la apertura del pecho y de la pelvis.

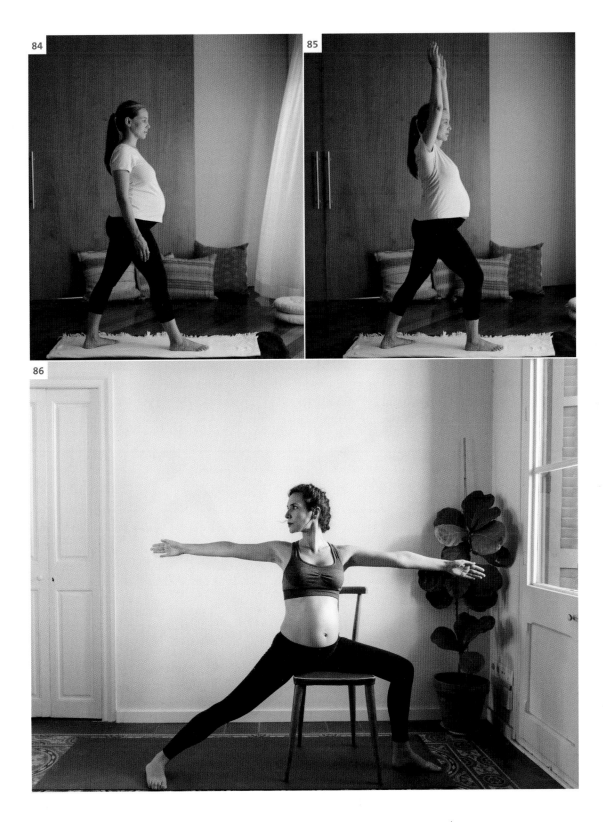

Cómo hacer la postura

Postura de estiramiento lateral. Coloca las piernas tal como lo hiciste antes para hacer la postura conocida como del guerrero y pon los brazos en cruz.

Al inspirar levanta y estira el brazo derecho, inclinándote hacia la izquierda para estirar todo el lado derecho del cuerpo. En la postura clásica, el brazo izquierdo baja hasta tocar el pie izquierdo. Durante la gestación, mientras se pueda hacer esta postura, adáptala llevando la mano izquierda a la rodilla izquierda para suavizar la compresión sobre el lado inferior del diafragma y los órganos abdominales. **(Fotos 87-90).**

Al espirar vuelve a la posición inicial de brazos en cruz. Antes de hacer el estiramiento hacia el otro lado, centra el cuerpo de forma simétrica y observa el ritmo de la respiración… ¿Dónde la sientes? Date el tiempo que necesites.

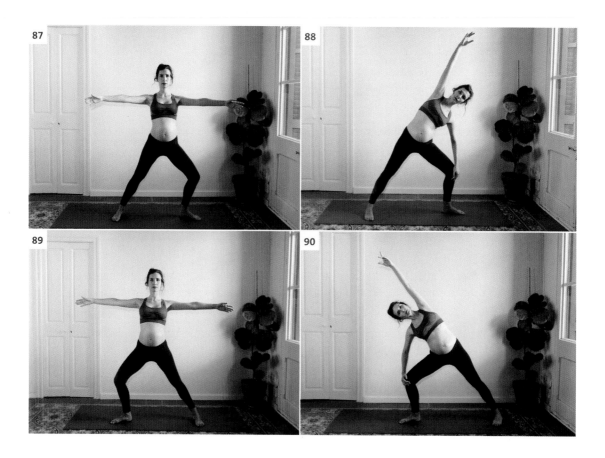

Realiza el mismo movimiento con el otro brazo. En la pierna contraria al brazo que se estira, la rodilla está flexionada. Apoya con fuerza los pies en el suelo. Siempre vuelve a la postura central y simétrica, recupera el equilibrio, conduce la respiración al abdomen y observa. Descansa, haz las pausas acompañadas de la respiración, tantas veces como lo necesites antes de seguir.

Beneficios

- Refuerzas las piernas y los tobillos.
- Ayudas a regular el sistema digestivo.
- Estiras el tronco.
- Abres las caderas.
- Desarrollas la concentración y el equilibrio.

Contraindicaciones en la gestación

- Esta postura no se puede hacer sin prepararla previamente con otra postura.
- Puede costar mantener el equilibrio.
- No todas las mujeres embarazadas pueden hacerla.
- Molestias en las vértebras lumbares y sacras.
- Tensiones en la espalda.
- Compresión en la pelvis y edemas en las extremidades.
- Las descritas en las posturas de pie.

Posturas que puedes practicar desde las semanas 26-28 a la semana 37

A lo largo de estas semanas se produce el máximo crecimiento del útero y del feto, lo que a menudo puede agravar algún síntoma. No dejes de observarte para poder escuchar estos cambios y dar a tu cuerpo las pautas necesarias con el fin de mejorarlos. Consulta a tu matrona todas las dudas, todavía estás a tiempo para corregir aspectos relacionados con el peso, el estreñimiento, la alimentación y los problemas circulatorios.

Durante este período seguirás sintiendo las contracciones de Braxton Hicks. Estas contracciones esporádicas no son dolorosas, pero ahora se producirán con más frecuencia y, en ocasiones, pueden resultar molestas. El abdomen se pone tenso y quizá tengas que detenerte a veces mientras estés caminando. No hay problema; tómate un descanso y respira hasta que ceda la tensión en el abdomen. Si estas contracciones son muy continuas, o se producen ocho contracciones en una hora, consulta con tu médico o comadrona.

Se recomienda iniciar el masaje perineal a las 34 semanas de gestación, unas 6 semanas antes de la fecha probable del parto. (Véase pág. 181).

En esta etapa de la gestación, entre las 28 y las 37 semanas, puede que necesites bajar el ritmo de la actividad profesional y buscar ratos para el descanso.

Si ya practicas yoga, sigue con las posturas que te proporcionan bienestar. Seguramente podrás continuar haciendo muchas de las posturas que hemos descrito, pero deberás adaptar otras, teniendo en cuenta cómo te sientes.

Evita estar demasiado rato de pie de forma estática y demasiado rato tumbada boca arriba.

En este período del embarazo se debe favorecer la respiración y dar espacio al abdomen. Trabaja los movimientos de expansión del tronco y de las extremidades superiores, esto te ayudará a mejorar la disnea y la sensación de ahogo que puedes sentir. Este síntoma se produce por la disminución de la capacidad respiratoria, ocasionada por la compresión del diafragma y el aumento del volumen de sangre. También movilizarás la pelvis en diferentes posturas, facilitando la apertura y el ensanchamiento de la pelvis.

Busca un rato cada día para meditar y estar contigo misma. Si aún no lo has hecho, este es un buen momento para iniciarte en la práctica de los *prāṇāyāma* indicados para el embarazo.

- Practica posturas de apertura del pecho.
- Estira la columna y los músculos paravertebrales.
- Sigue haciendo los ejercicios de Kegel.
- Incrementa las visualizaciones en la práctica.
- Estimula la movilidad y la elasticidad de los ligamentos de la pelvis.
- Facilita la circulación de retorno.
- Desarrolla la concentración y el conocimiento de la respiración si aún no lo has hecho.
- Relaja de forma consciente el abdomen.
- Incorpora la meditación diaria.
- Incluye el sonido (mantras) con la respiración y con las posturas.
- A partir de la semana 34 hazte el masaje perineal.
- Ponte en cuclillas siempre que puedas.

En este apartado te muestro adaptaciones y variaciones de posturas ya explicadas. Te ayudarán conseguir los beneficios necesarios para sentirte bien.

Algunas posturas de pie

Cómo hacer la postura

De pie, con las piernas abiertas a un metro aproximadamente, inspira llevando los brazos a la horizontal y, al espirar, lleva la mano izquierda al hombro derecho, girando la cabeza hacia la derecha. Afloja las cervicales y las mandíbulas (separa los labios y los dientes). Inspira deshaciendo el giro, volviendo al centro; espira y baja los brazos a los lados del cuerpo. **(Fotos 91-95, pág. 150)**.

Repite el movimiento ahora hacia el otro lado. Haz cuatro movimientos hacia cada lado, alternándolos. Mantén la atención en las partes del cuerpo donde sientes la respiración.

Esta postura la puedes realizar sentada en una silla.

Beneficios

- Das espacio a la caja torácica y al abdomen.
- Al desplazar la musculatura de la parte alta de la espalda, tonificas las vértebras dorsales.
- Abres el pecho.
- Aflojas y relajas las cervicales.
- Tonificas los brazos.
- Te preparas para otras posturas.

Contraindicaciones en la gestación

- Las mencionadas en el capítulo anterior en relación con las posturas de pie estáticas.

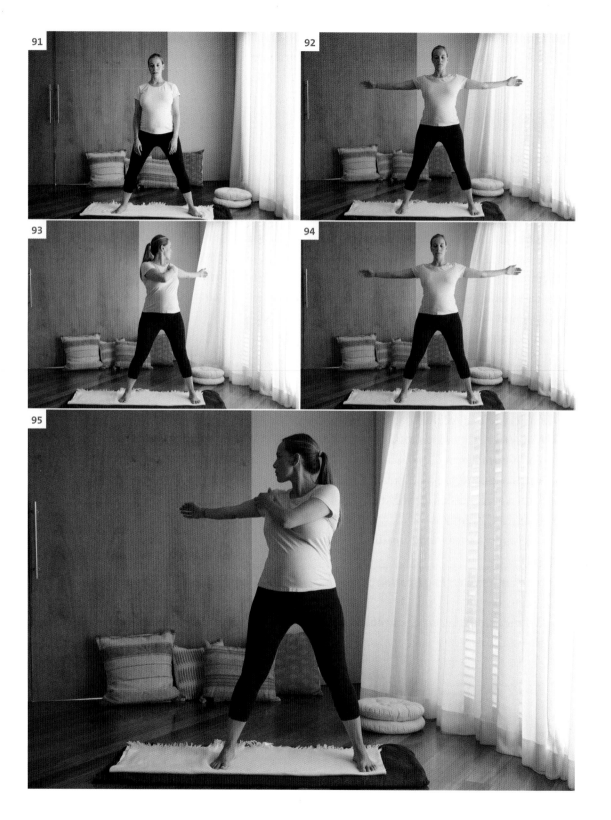

Cómo hacer esta otra postura (pequeña torsión)

De pie, piernas separadas un metro aproximadamente. Espira y lleva el codo izquierdo a la rodilla derecha haciendo una pequeña torsión del tronco, mientras diriges el brazo derecho hacia las lumbares. Vuelve a inspirar al tiempo que pones los brazos en cruz y, luego, al espirar los bajas a los lados del cuerpo. Repite el movimiento hacia el otro lado.

Puedes suavizar las rodillas si te sientes más cómoda. **(Fotos 96, 97, 98, 99 y 100 de la página siguiente).**

Beneficios

- Al estirar la espalda, liberas tensión en las lumbares y el sacro.
- Refuerzas las piernas.
- Haces un masaje a los órganos intestinales.
- Abres la pelvis y liberas la presión del suelo pélvico.
- Tomas conciencia de los genitales.

Para hacer esta adaptación, que vemos en las fotos 101 y 102 de la página 154, frente a una pared, lleva el pie derecho hacia delante flexionando la rodilla, apoyando en la pared los codos, los antebrazos y la frente. Estira la pierna izquierda hacia atrás. Alinea los talones, separando las piernas hasta alcanzar un punto de confort. Pon las caderas paralelas a la pared. Con la inspiración, deslizas los brazos hacia arriba, estirándolos y separando la frente de la pared, y, al espirar, los vuelves a la posición de partida y descansas, apoyando de nuevo la frente en la pared.

Beneficios

- Estiras los músculos de la espalda.
- Das espacio al diafragma y al abdomen.
- Estiras las piernas y las refuerzas.
- Ayudas a prevenir los calambres en los músculos gemelos.
- Abres la pelvis.

Contraindicaciones en la gestación

- Las descritas en las posturas de pie.

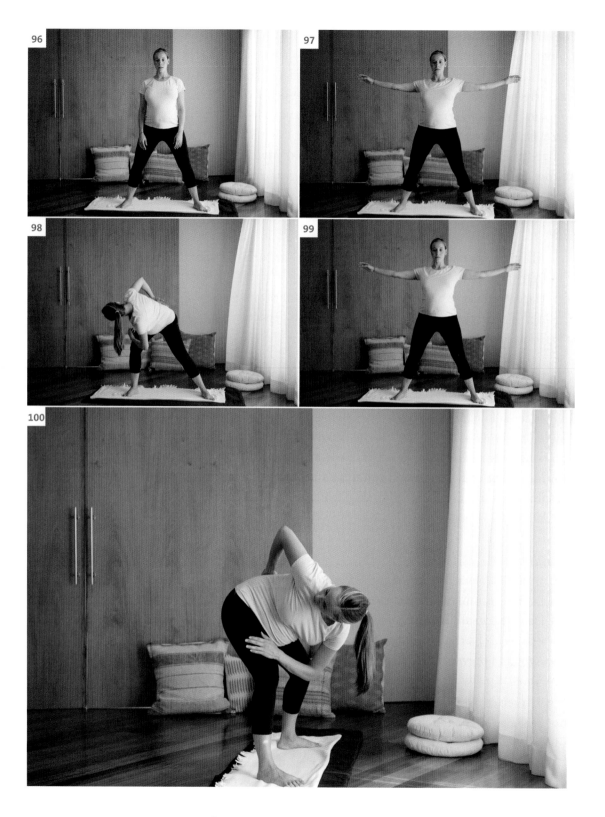

Cómo hacer la postura

Colócate ante una pared, a una distancia a la que puedas hacer un estiramiento del brazo, con las piernas abiertas y los brazos a los lados del cuerpo.

Estira la pierna derecha hacia atrás, girando el pie unos 30 grados hacia fuera. La punta del pie izquierdo mira hacia la pared. Alinea los talones de ambos pies. Haz un pequeño giro de la pelvis, poniéndola paralela a la pared.

Con la inspiración sube a la vertical el brazo derecho y con la espiración apoya la mano en la pared, mientras haces un pequeño giro con el brazo izquierdo para poner la mano sobre las lumbares. Inspira y lleva de nuevo el brazo a la vertical con la espalda bien alineada. Espira y pon los brazos a los lados del cuerpo. **(Fotos 103 a 105, pág. 155)**.

Repite dos veces y luego, antes de cambiar la posición de las piernas y hacer la secuencia con el otro lado, adopta la postura simétrica de descanso, colocando las piernas a la misma altura, abiertas a lo ancho de la cadera, y apoyando la frente en la pared, sobre las manos. Dirige la respiración al abdomen. **(Foto 106, pág. 155)**.

Al finalizar la secuencia con el brazo izquierdo, vuelve a la postura simétrica de descanso.

Beneficios

- Estiras los músculos de la espalda.
- Tomas conciencia de todo el eje vertebral.
- Abres la pelvis.
- Refuerzas las piernas.
- Liberas tensión en el suelo pélvico.

Contraindicaciones en la gestación

- Las descritas en las posturas de pie.

Cómo hacer la postura

Colócate delante de una pared o de una silla en la que puedas apoyar las manos. Abre las piernas y mantén los pies y las piernas paralelos. Inspira y levanta los brazos por delante del cuerpo, hacia el techo, observando cómo desplazas el tronco y dejas espacio al abdomen. Al espirar lleva las manos a la pared, dobla un poco las rodillas y deja espacio al vientre. Siente cómo estiras toda la espalda y liberas la presión del suelo pélvico. **(Fotos 107 a 109 , pág. 156)**. Vuelve

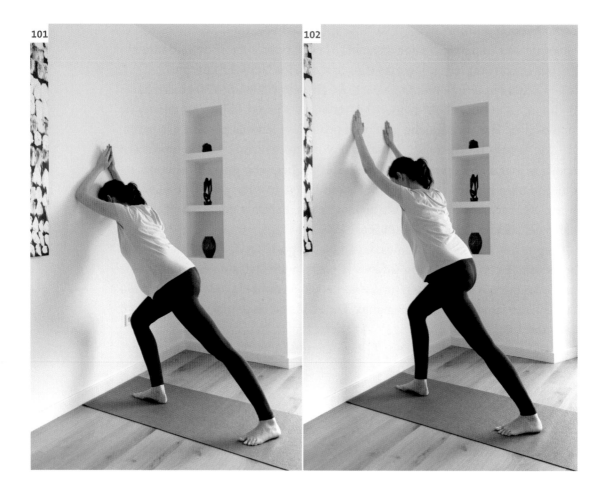

a inspirar estirando los brazos de nuevo hacia el techo, ahora también estiras las piernas. Espira bajando los brazos por delante del cuerpo y dejándolos descansar de nuevo a los lados del cuerpo para volver a iniciar la secuencia. Repítela ocho veces. Entre secuencia y secuencia respira y observa las sensaciones.

Cómo hacer la postura

De pie, con las piernas abiertas a un metro aproximadamente y los pies bien arraigados en el suelo, afloja las rodillas, pon las manos encima de las caderas y muévelas dibujando pequeños círculos imaginarios en el sentido de las agujas del reloj. Observa la apertura de la pelvis y cómo los genitales se prolongan hacia el suelo. Ahora haz los círculos en el sentido contrario. **(Fotos 110 a 114, pàg. 157).**

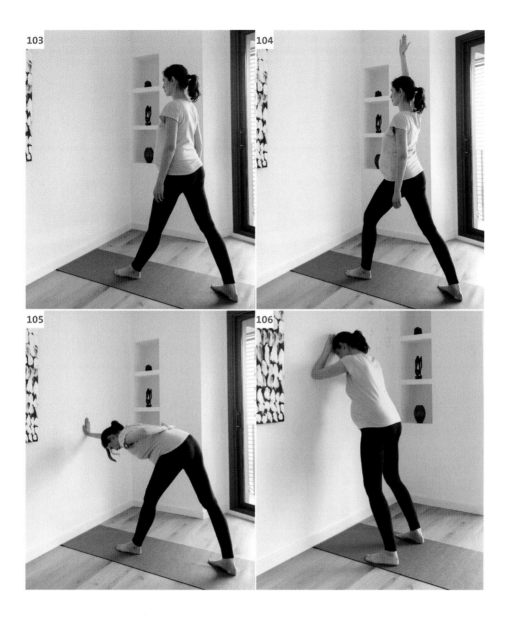

Beneficios

- Relajas la pelvis, lumbares y sacro.
- Aflojas la musculatura del suelo pélvico.
- Favoreces el descenso y encaje del bebé.

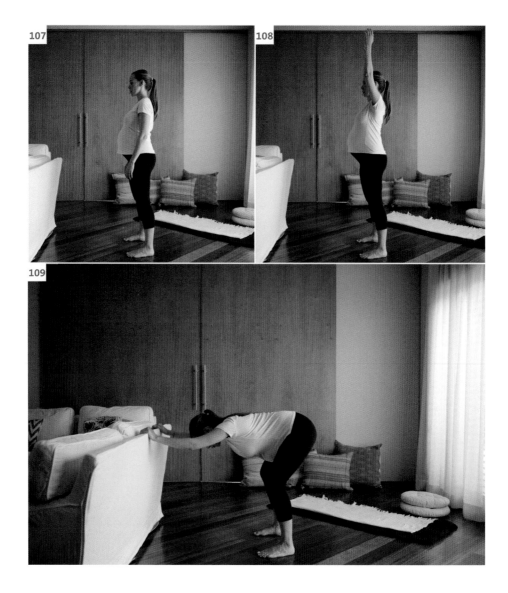

Contraindicaciones en la gestación

- Las descritas en las posturas de pie.

También puedes hacer los giros de la pelvis sentada en una pelota o en posición de cuadrupedia.

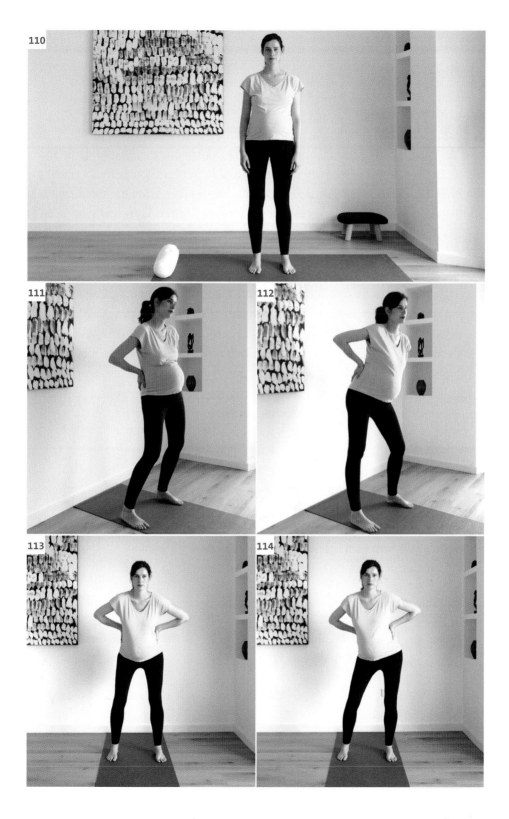

Posturas en el suelo

Mahāmudrā

Cómo hacer la postura

Sentada en el suelo flexiona la pierna derecha y pon la planta del pie en el interior del muslo de la pierna contraria. Estira la otra pierna delante de ti. Ponte los soportes que necesites para sentir la espalda perpendicular hacia el suelo y la pelvis alineada, como gran apoyo de tu cuerpo. Lleva las manos juntas a la rodilla de la pierna que tienes estirada y haz un pequeño giro del tronco en la misma dirección. Observa la pequeña rotación de las vértebras lumbares. Inspira sintiendo que el aire fluye hasta el abdomen. Al espirar baja la cabeza y desplaza hacia delante el tronco hasta sentir que estiras el sacro y las lumbares. Para y observa la sensación. Vuelve a inspirar llevando de nuevo todo el tronco a la vertical y la cabeza alineada con el eje. **(Fotos 115 y 116)**. Repite el movimiento cuatro veces. Luego, antes de cambiar de lado, estira las dos piernas delante de ti y activa la circulación moviendo un poco los pies. Siente la respiración suave y el efecto de lo que has trabajado. En cuanto estés preparada, inicia la secuencia con el otro lado. Al finalizar puedes compensar la postura con *Apānāsana* o colocándote en cuadrupedia.

Beneficios

- Estiras la espalda, lumbares y sacro y alivias las molestias.
- Relajas las cervicales.
- Abres la pelvis.
- Haces un masaje a los órganos abdominales.
- Tomas conciencia de la columna y del ritmo de la respiración.

Contraindicaciones en la gestación

- Molestias o varices en las piernas.
- Molestias o dolor en la espalda.

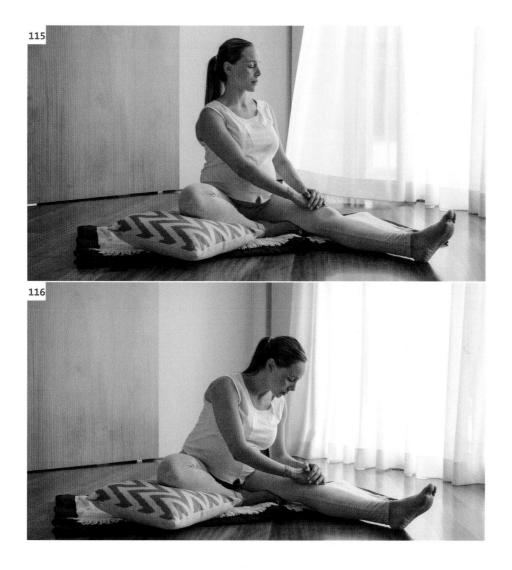

Algunas posturas de rodillas

Colócate de rodillas, o bien sentada en un taburete bajo, o poniendo cojines debajo de las caderas, inspira levantando los brazos y, al espirar, bájalos alargando todo lo que puedas la espiración. Puedes incorporar un sonido o mantra coincidiendo con la espiración. **(Fotos 117 y 118 de la página siguiente).**

Repite ocho veces y luego descansa en silencio y observa qué tipo de sensaciones te ha producido el mantra.

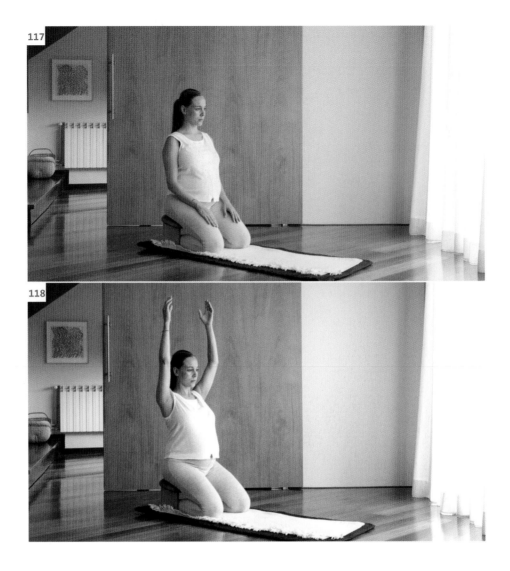

Desde la misma postura, al inspirar levanta el cuerpo, manteniendo las rodillas en el suelo, y coloca los brazos en cruz. Al espirar gira suavemente el tronco hacia la izquierda al tiempo que llevas la mano derecha al hombro izquierdo y el brazo izquierdo lo giras hacia la espalda, como si te abrazaras. Deshaz la postura al volver a inspirar, abriendo bien el pecho, y baja los brazos con la espiración. Repite el movimiento hacia el otro lado. Puedes hacerlo cuatro veces a cada lado, alternando. **(Fotos 119, 120, 121, 122 y 123).**

Ponte en posición cuadrúpeda e inicia un movimiento como si mecieras al bebé hacia delante y hacia atrás. **(Fotos 124 y 125 de la página 162).**

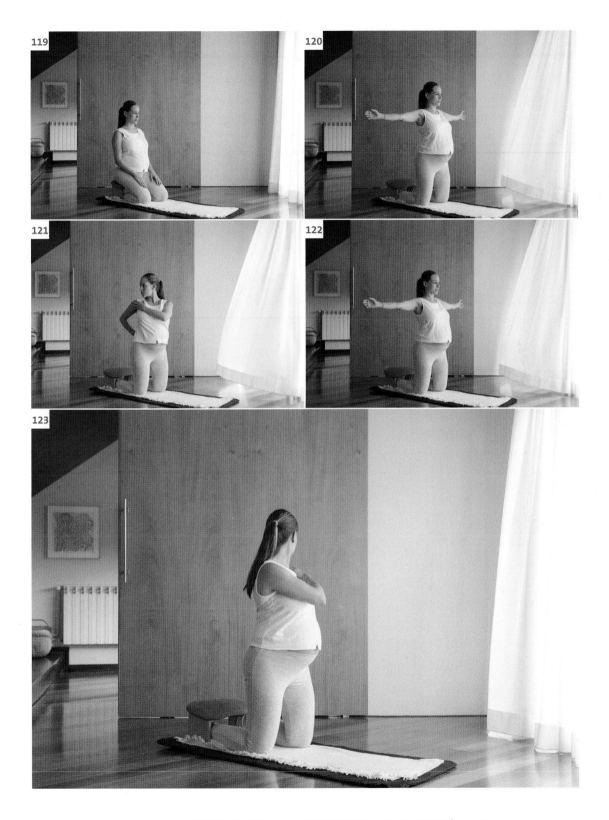

Cambia la secuencia y haz movimientos de rotación con la pelvis. Dibujando círculos imaginarios en el suelo con el ombligo. Deja la respiración libre. Repite las dos secuencias, alternando los movimientos.

Descansa conduciendo los glúteos hacia los talones e inclinando el torso hacia delante, alargando los brazos y dejando que la frente descanse apoyada en el suelo. **(Foto 125)**.

Cómo hacer la postura

Sigues en postura cuadrúpeda. Estira el cuerpo hasta poner la frente en contacto con el suelo (también puedes apoyarla en una almohada para evitar tensión en las vértebras cervicales). Manos, brazos y codos en el suelo.

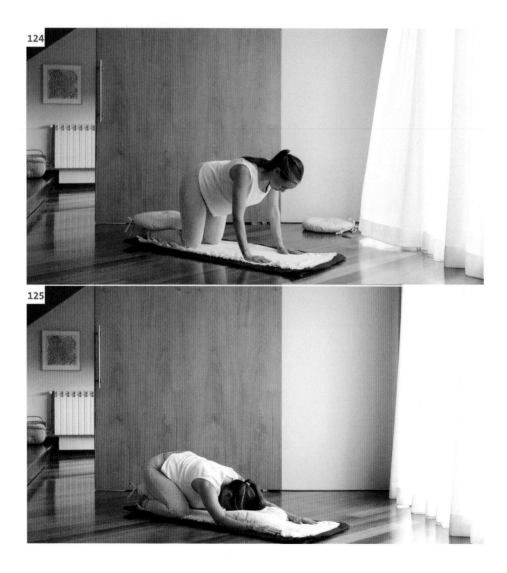

Inspira y estira el brazo derecho deslizándolo por el suelo, espira y vuelve a poner el brazo en posición de descanso. Repite el movimiento cuatro veces con cada brazo. **(Fotos 126, 127 y 128)**.

Puedes descansar de rodillas o acostada sobre el lado izquierdo. **(Foto 129, pág. 164)**.

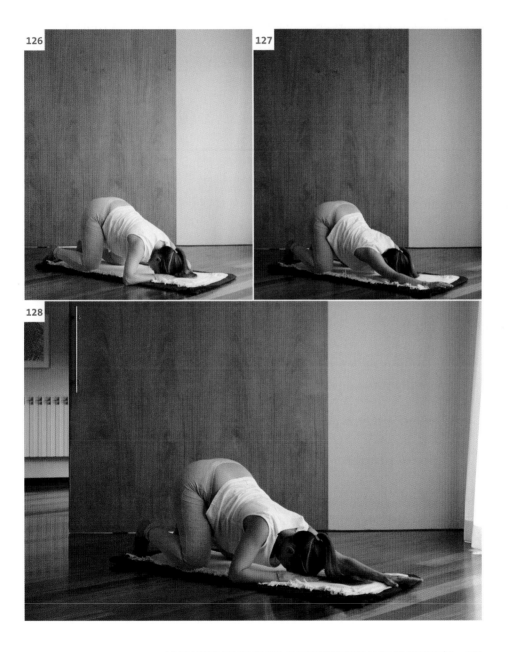

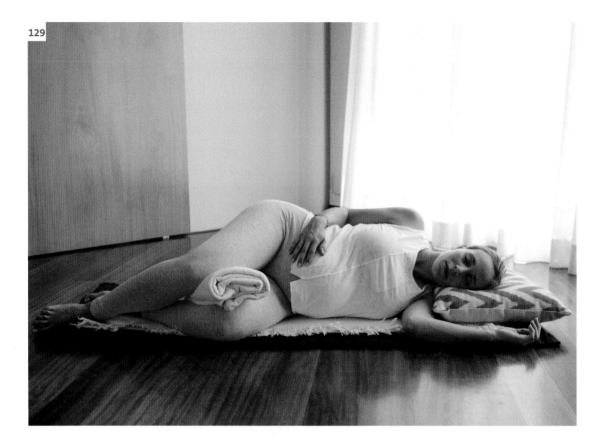

Beneficios

- Descomprimes la presión en el suelo pélvico y de las caderas.
- Estiras los músculos laterales de la columna.

Contraindicaciones en la gestación

- Molestias gástricas.

Dedica un rato a sentir los movimientos de tu bebé. Acarícialo con la respiración, sintiendo cómo cada vez que respiras la espiración es más larga. Incorpora el sonido «uuuu...» al espirar. Haz diez respiraciones con espiraciones lentas y profundas. Observa cómo el abdomen se relaja. **(Foto 129)**.

Acuéstate boca arriba y flexiona las rodillas. Los pies están bien apoyados en el suelo y los brazos descansan a los lados del cuerpo.

Al inspirar desliza el brazo derecho por el suelo hasta llevarlo por encima de la cabeza. Al espirar levanta la pierna contraria por el lado del abdomen manteniendo la rodilla flexionada. Inspira y baja el pie al suelo. Espira y baja el brazo, deslizándolo por el suelo, a la posición inicial.

Repite el movimiento con la pierna derecha y el brazo izquierdo. Alternando, haz cuatro secuencias con cada lado. **(Fotos 130, 131 y 132)**.

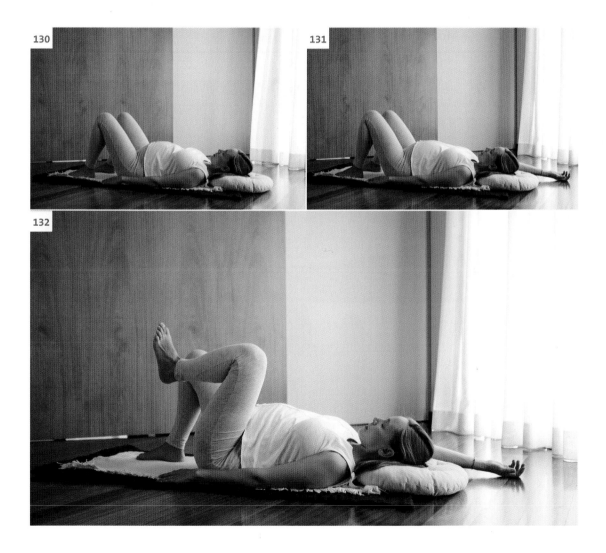

Beneficios

- Ayudas a la apertura de las caderas.
- Ayudas a dar movilidad a las articulaciones.
- Los músculos extensores de la columna y la parte posterior del cuerpo se alargan.
- Las nalgas y el suelo pélvico se estiran y se relajan.
- Mejoras la circulación en el suelo pélvico.
- Facilitas que los intestinos y la vejiga de la orina se relajen al acortar la parte anterior del cuerpo.

Contraindicaciones en la gestación

- Molestias gástricas.

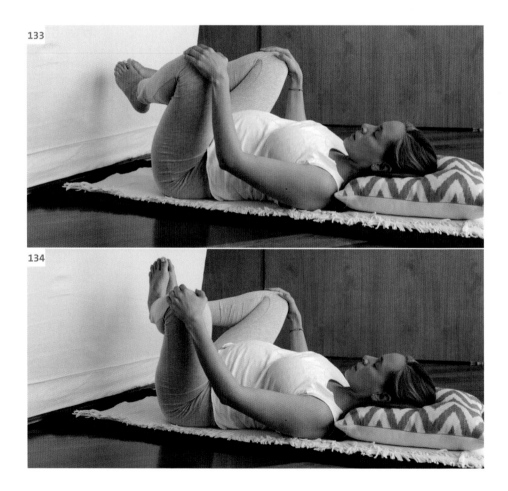

Cómo hacer la postura

Pon la espalda en contacto con el suelo y las piernas dobladas a los lados del abdomen. Puedes poner una almohada o una manta doblada debajo de la cabeza.

Inspira y deja caer un poco las rodillas hacia los lados sosteniéndolas con las manos, al tiempo que dejas que las plantas de los pies se junten. Afloja los codos.

Al espirar vuelve a centrar el cuerpo. Espira desde el abdomen. Repite la secuencia las veces que quieras. (Fotos 133 y 134).

Después acuéstate sobre el lado izquierdo y descansa.

Beneficios

- Abres la pelvis.
- Descomprimes la presión del suelo pélvico.
- Relajas el sacro y las lumbares.

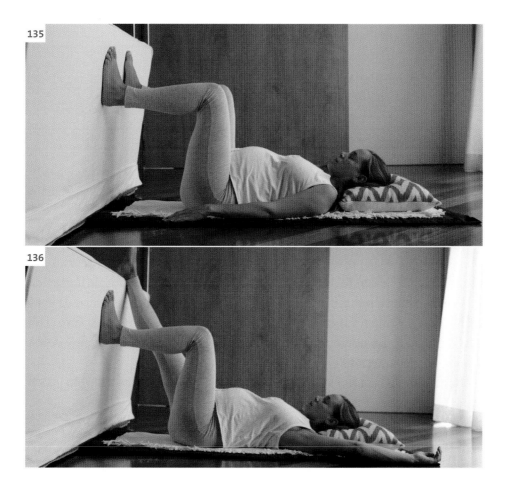

Contraindicaciones en la gestación

- Molestias en el sacro y en las lumbares.
- Molestias gástricas.
- Al final de la gestación, a algunas gestantes les puede resultar incómoda esta postura por la compresión en el diafragma.

Cómo hacer la postura

Con esta variante, evitas el esfuerzo de llevar las piernas hacia los lados. Solo debes dejar los pies apoyados en la pared o en un mueble.

Al inspirar estira una pierna y el brazo contrario, al espirar vuelve a apoyar el pie doblando la rodilla, y bajas el brazo junto al cuerpo. Repite el movimiento con la otra pierna y el brazo contrario. **(Fotos 135 y 136 de la pág. anterior).**

Beneficios

- Facilitas la circulación de retorno.
- Liberas el suelo pélvico de la presión del abdomen.
- Das espacio al diafragma.
- Relajas la espalda.

Contraindicaciones en la gestación

- Sensación de ahogo.
- Molestias gástricas.

Cómo hacer la postura

Lo mismo que en la postura anterior, pero en esta variante abres los brazos en cruz. Tal vez te sientas mejor al no generar tensión en la parte alta de la espalda.

Con la inspiración estira la pierna derecha y realiza movimientos de rotación con el pie, mientras la pierna izquierda permanece en reposo, flexionada por la rodilla y con el pie apoyado en la pared o en el mueble. Espira y vuelve a poner el pie en reposo.

Repite el movimiento ahora con la pierna izquierda. **(Fotos 137, 138 y 139).**

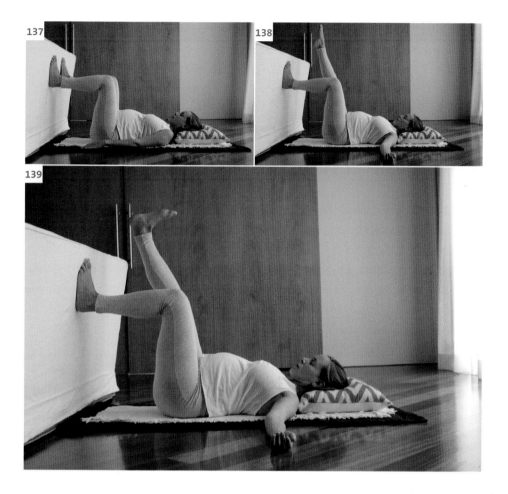

Beneficios

- Descansas la espalda, la columna y la pelvis.
- Disminuyes la presión en el suelo pélvico.
- Abres el pecho, dando espacio a la respiración.
- Facilitas la circulación de retorno.

Contraindicaciones en la gestación

- Puedes sentir incomodidad al final de la gestación.
- Sensación de ahogo.
- Molestias gástricas.

Siempre que hagas posturas en decúbito supino, en especial al final de la gestación, haz pocas repeticiones y procura alargar la espiración desde el abdomen. Antes de seguir con otras posturas, te puedes acostar sobre el lado izquierdo y descansar hasta que la respiración sea suave y larga.

Preparando el nacimiento. Posturas que puedes practicar desde la semana 37 a las semanas 40-41

Finalizadas las 37 semanas de gestación, el parto y el nacimiento se pueden producir en cualquier momento. A lo largo de estas semanas pueden aparecer algunos síntomas previos al parto, los conocidos como pródromos del parto. Algunas mujeres pueden empezar a tenerlos una o dos semanas antes de parir; otras solo unas horas antes. Durante estas semanas, el cuello del útero puede empezar a ablandarse, se relaja, aunque no se dilata, y algunas mujeres inician un acortamiento del cuello de la matriz.

Síntomas que puedes tener:

- Contracciones más frecuentes y un poco más intensas. Pueden ser un poco dolorosas, no son rítmicas. Estas contracciones ayudan a ablandar y acortar el cuello de la matriz.
- Pérdida del tapón mucoso (no siempre). Su aspecto es el de una sustancia gelatinosa que, mezclada con restos de sangre, puede darle un color marrón; a veces es amarillento o rosado.
- Cambios de humor. La euforia y la tristeza acompañan este momento de despedida del embarazo. Cada mujer prepara el nido de diferentes formas.
- Descenso del abdomen. Molestias en la pelvis. Presión en los genitales. Puedes sentirte pesada.
- Cambios del ritmo intestinal, disminución de las ganas de comer determinados alimentos.

Los cambios de humor previos al nacimiento son muy comunes. Estás preparada, ilusionada, pero tienes miedo. Miedo ante la posibilidad de que algo no vaya bien, miedo por si no eres capaz de soportar el dolor... ¿Se cumplirán tus expectativas? Estás preparando con ilusión el nido y te estás despidiendo de una etapa de tu vida. Los interrogantes son infinitos y, a veces, te resulta difícil ponerle palabras a todos tus pensamientos.

Cuando sientas este desbordamiento, busca un lugar tranquilo, siéntate, cierra tus ojos y lleva las manos al abdomen. Nota los movimientos de tu hijo/a, háblale, cuéntale que juntos iniciareis un nuevo camino. Relájate con la ayuda de la respiración, de algún mantra, de alguna música que a lo largo de la gestación hayáis escuchado juntos. Estos espacios de recogimiento te ayudan a preparar la separación. Visualiza el momento del nacimiento de tu hijo/a y, al mismo tiempo, tu nacimiento como madre.

En tu práctica podrás seguir haciendo posturas de movilización de la pelvis y descompresión del suelo pélvico, buscando siempre la comodidad y el bienestar. Evita posturas en las que estés demasiado tiempo de pie, opta mejor por hacer los ejercicios sentada en una silla o en el suelo. También has de procurar no estar boca arriba mucho tiempo para evitar el síndrome de hipotensión y las molestias en las lumbares y el sacro. Lo mejor es que descanses acostada sobre el lado izquierdo, relajando el abdomen.

Estas últimas semanas del embarazo intenta hacer paseos por la mañana y por la tarde, con los descansos que te pida el cuerpo. Estar activa ayuda al descenso y encaje fetal dentro de la pelvis. Bascular la pelvis suavemente proporciona libertad al sacro facilitando el descenso fetal en el canal del parto.

Debes seguir realizando el masaje perineal. Las relaciones sexuales también pueden ayudar a desencadenar el proceso del parto, ya que favorecen las contracciones debido a la secreción de oxitocina que se libera por la estimulación de la vagina y el cuello uterino, y por el efecto de las prostaglandinas del semen.

Haz una dieta rica en fibra. Te ayudará a digerir mejor y favorecerá el ritmo intestinal. Siempre que no tengas contraindicación médica por diabetes o por otro tipo de patología, prioriza los carbohidratos combinados con verduras para tener energía.

Al practicar las posturas, ten en cuenta:

- Sentir la respiración desde el abdomen, alargando las espiraciones.
- Incorporar de forma regular el sonido coincidiendo con la espiración. También puedes escoger un mantra con el que te sientas bien.
- Buscar ratos de silencio y practicar un rato la meditación, por la mañana y por la noche.
- Practicar principalmente en cuclillas, sentada o en el suelo en posición cuadrúpeda.
- Visualizar la vagina y el descenso del bebé.
- Prepararte para la separación. Debes preparar la mente para este momento.
- Si has practicado durante toda la gestación, puede que haya posturas en las que te sientas bien. Sigue practicándolas, adaptándolas con soportes.

- Hacer diariamente alguno de los *prāṇāyāma* que ya conoces.
- Ensayar con la secuencia de las contracciones. Imagínate una contracción cada tres minutos y prueba la respuesta practicando la observación de la respiración. Te puede ayudar tu pareja.
- Comprobar después de cada postura que el abdomen esté relajado.
- Durante la postura, la respiración debe ser suave y no debes sentir en ningún momento ahogo o cansancio.

El reconocimiento de la respiración y, en especial, de su ritmo te ayudará a calmar la mente para iniciar el trabajo con alguna de las posturas que te muestro a continuación. Una práctica tranquila te resultará muy útil en la recta final del embarazo.

Alguna postura de pie

Cómo hacer la postura

De pie, pon las manos en tu abdomen y observa el movimiento de la respiración en esta parte del cuerpo. Observa sin cambiar el ritmo de la respiración durante tres respiraciones. Desplaza las manos al pecho y siente la respiración siguiendo el movimiento que se genera en tu pecho. Quédate así un rato, tres respiraciones. Ahora tápate los ojos con las manos y siente cómo entra el aire en el cuerpo a través de la nariz. Observa durante tres respiraciones. Luego siéntate. **(Fotos 140, 141 y 142).**

Esta misma observación la puedes hacer sentada en una silla o en un taburete desde el inicio. Estar sentada te permitirá quedarte más tiempo observando.

Cómo hacer la postura

De pie, con las piernas separadas a un metro aproximadamente, los pies arraigados en el suelo y las manos a la altura del pecho apoyadas en la pared, inspira desplazando el cuerpo hacia el suelo como si fueras a sentarte en una silla, sin separar las manos de la pared. Con la espiración vuelve a subir y descansa. Observa la respiración en el abdomen. Repite la secuencia cuatro veces. Ajusta el descenso a un punto de confort. **(Fotos 143 y 144 de la pág. 174).**

Contraindicaciones en la gestación

- Las descritas en las posturas de pie.

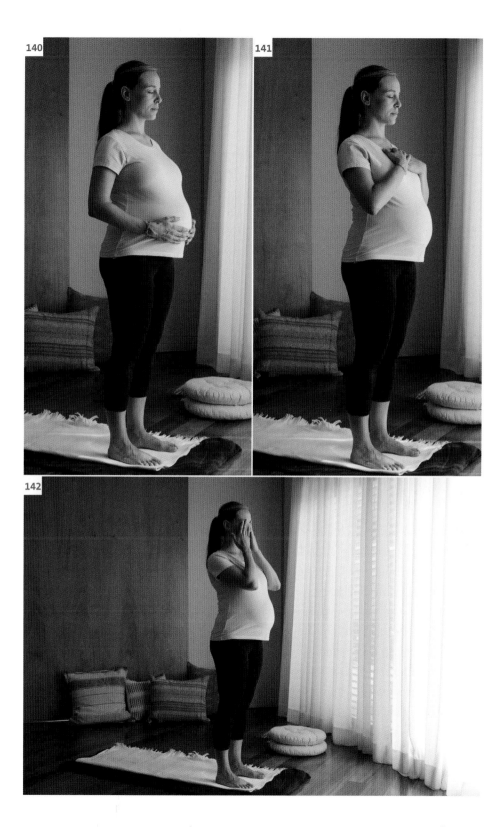

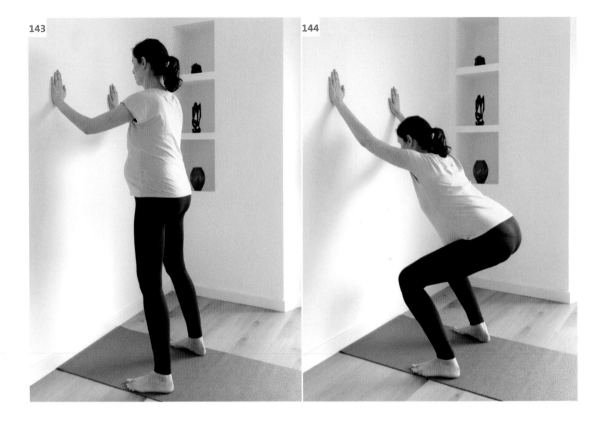

![icon] **Algunas posturas sentada**

Sentada, pon las manos sobre el abdomen sintiendo los movimientos de tu bebé. Observa un rato y, cuando estés preparada, inspira abriendo los brazos y aflojando los hombros. Con la espiración, vuelve a llevar las manos al abdomen (alarga todo lo que puedas la espiración). Observa las sensaciones en tu mente.

Ahora pon las manos sobre el pecho y observa cómo se mueve con la respiración. Quédate un rato ahí y, cuando estés preparada, abre los brazos en cruz. Espira volviendo las manos al pecho. Alarga la espiración.

A continuación, tápate los ojos y observa un rato cómo entra el aire por las fosas nasales. Cuando estés preparada, inspira abriendo los brazos con un movimiento de expansión. Al espirar, vuelve a taparte los ojos con las manos. Puedes hacer tres respiraciones en cada uno de los puntos de conexión. Incorpora el sonido «ma…» coincidiendo con la espiración.

Cuando acabes, quédate un rato en silencio y observa las sensaciones de tu cuerpo. (**Fotos 145, 146, 147, 148, 149 y 150**).

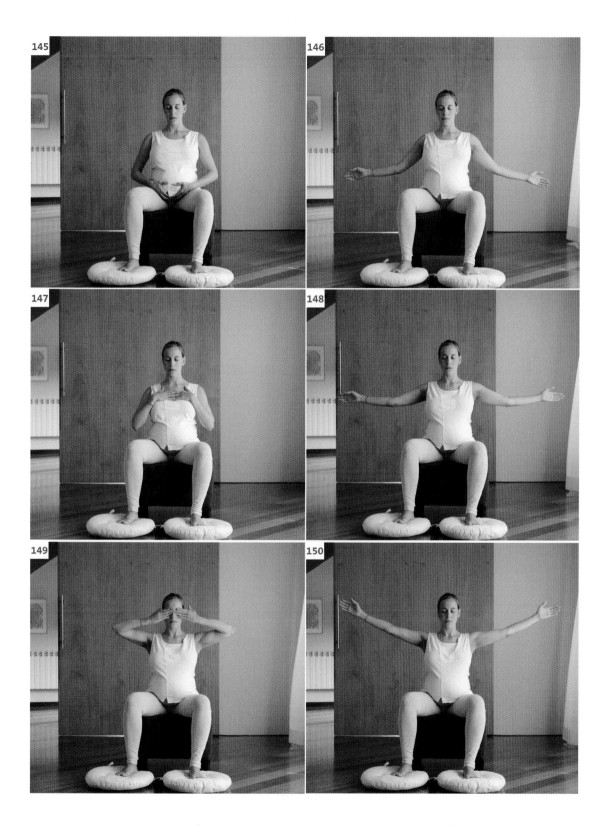

Cómo hacer la postura

Sentada, estira los brazos hacia delante, a la altura del pecho. Al inspirar, levanta un brazo a la vertical y bájalo mientras espiras al tiempo que levantas el otro.

Repite el movimiento las veces que necesites. **(Fotos 151, 152 y 153).**

Cómo hacer la postura

Desde la misma postura, pon las palmas de las manos juntas tocando tu pecho. Al inspirar, sube los brazos hacia el techo sin separar las manos. Bájalos con la espiración, volviendo a poner las manos a la altura del pecho.

Haz el movimiento cuatro veces. **(Fotos 154 y 155).**

Ahora pon las manos juntas sobre la cabeza. Al inspirar desplaza los brazos hacia arriba y al espirar los vuelves a poner encima de la cabeza.

Haz el movimiento cuatro veces más. Incorpora el sonido «Ommm…» coincidiendo con la espiración. **(Fotos 156 y 157).**

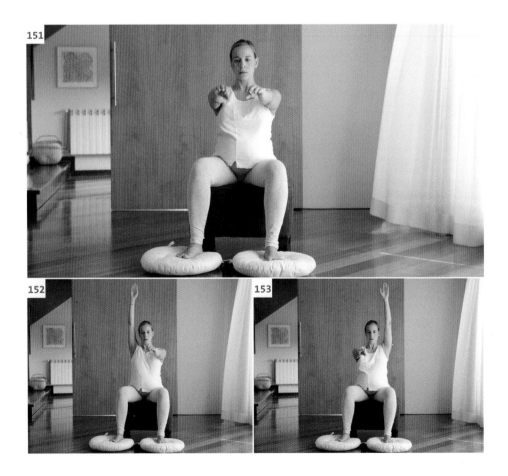

Cómo hacer la postura

Sentada en una silla, dejando los genitales libres de presión, trabaja la expansión de la caja torácica y el estiramiento de la musculatura posterior del cuerpo. Inspira y levanta los brazos. Al espirar baja el cuerpo por delante hasta llevar las manos a los tobillos, inspira y, mientras sacas el aire, sube el cuerpo y los brazos, y luego descansa. Repite el movimiento todas las veces que quieras. **(Fotos 158, 159 y 160, de la página siguiente).**

Cómo hacer la postura

Sentada con la espalda recta, inspira poniendo los brazos en cruz. Al espirar lleva la mano derecha al hombro izquierdo, al tiempo que giras la cabeza hacia el lado izquierdo. Deshaz el movimiento con la inspiración y, al espirar, vuelve a bajar los brazos. Repite el movimiento ahora hacia el otro lado. Haz la secuencia cuatro veces a cada lado, alternándolos. **(Fotos 161, 162, 163, 164 y 165 de la página 179).**

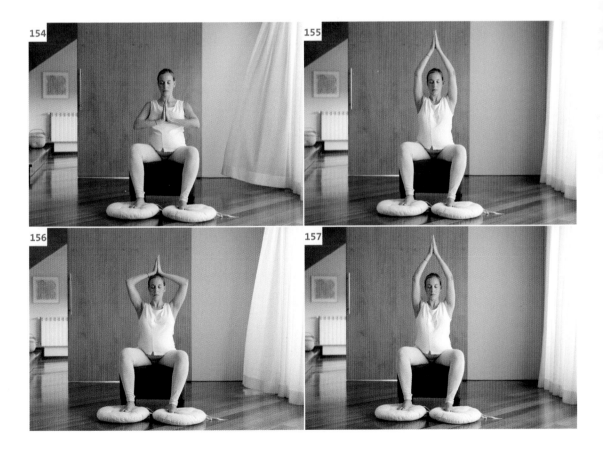

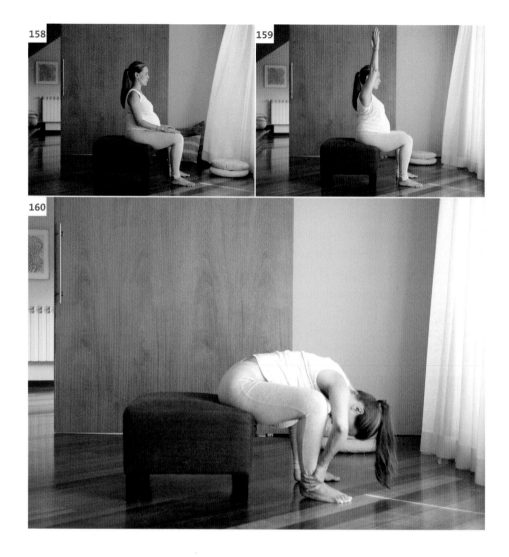

Cómo hacer la postura

Sentada en el suelo, con la espalda apoyada en la pared, separa las piernas. Siente la pelvis arraigada en el suelo, ponte para ello los soportes que necesites. Realiza giros con los pies para facilitar la circulación. **(Fotos 166 y 167, pág. 180).**

Descansa en decúbito lateral izquierdo. **(Foto 168, pág. 180).**

Cómo hacer la postura

Desde la posición de lado (comienza en decúbito lateral derecho), con las piernas dobladas en posición fetal, estira los brazos delante del pecho y, al inspirar,

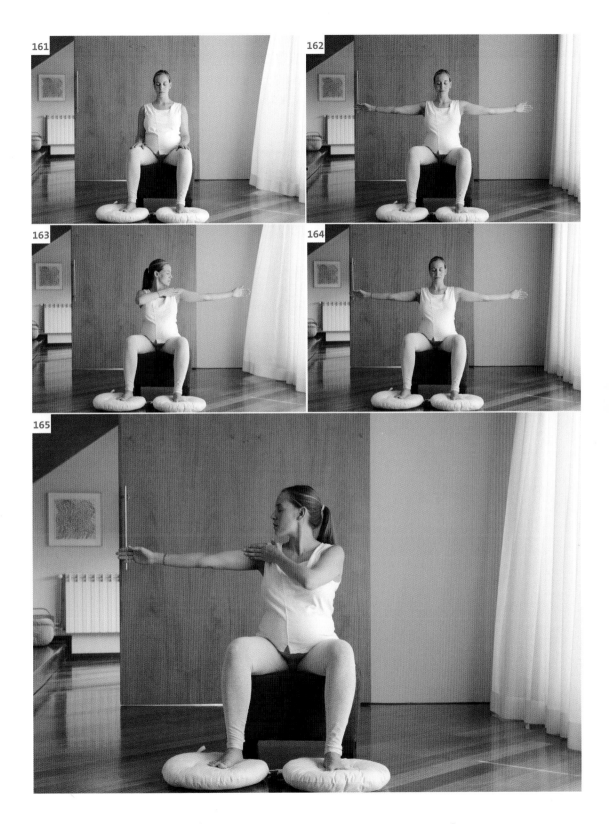

lleva el brazo izquierdo hacia atrás a la vez que giras la cabeza en la misma dirección, intenta tocar el suelo. Al espirar vuelve a la postura de partida.

Repite cuatro veces y luego cambia de lado. Acabas acostada del lado izquierdo. Descansa. **(Fotos 169, 170 y 171).**

Beneficios

- Abres el pecho facilitando la respiración.
- Estiras los brazos y mejoras la movilidad de los músculos de la espalda, aflojando las cervicales.
- Descansas las piernas y el suelo pélvico.

Contraindicaciones en la gestación

- La incomodidad que se puede sentir en esta postura al final de la gestación.

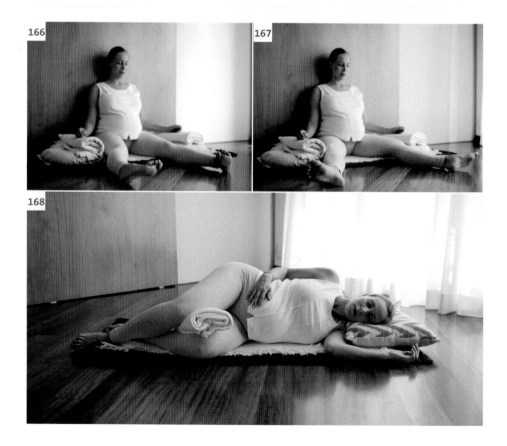

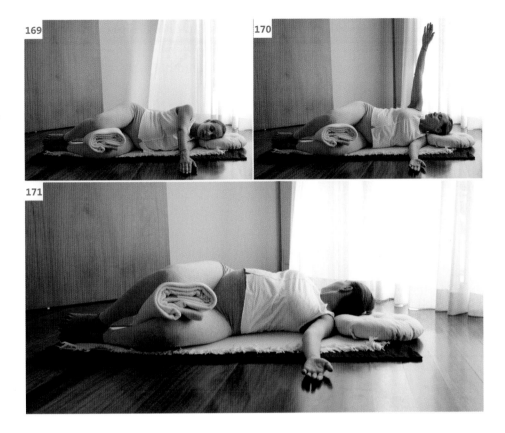

Sigue poniéndote en posición cuadrúpeda para disminuir la presión en los genitales al final de la gestación. Practica algunas de las variantes que he mostrado.

El masaje perineal

Uno de los objetivos del masaje perineal es evitar las episiotomías (corte en el periné para ampliar la vagina). Hacer el masaje en la zona perineal durante la gestación facilita su apertura en el momento del nacimiento y ayuda a disminuir la posible episiotomía.

¿Que más puedes hacer para proteger el perineo de las roturas y de la episiotomía?

- Ejercicios de Kegel.
- Una buena protección del periné durante el parto.

- Respetar el ritmo de los pujos (empujar durante el expulsivo cuando sientas la necesidad).
- Respetar la postura de la mujer en el momento del parto.
- Masaje perineal.

Como he dicho antes, se recomienda iniciar el masaje perineal alrededor de la semana 34 de gestación, unas 6 semanas antes de la fecha probable del parto, y hacerse el masaje 4-5 veces a la semana, durante 10 minutos. Los primeros días puedes sentir alguna molestia, pero poco a poco desaparecerá.

Hacer el masaje te ayudará a:

- Ablandar y dar elasticidad al periné.
- Prevenir desgarros (roturas) en primíparas.
- Familiarizarte con el estiramiento de esta parte del cuerpo.
- Producir una vasodilatación y mejorar el drenaje y la elasticidad de la zona.

Tu comadrona te enseñará la técnica del masaje y te aclarará las dudas que puedas tener.

Técnica del masaje perineal

Antes de iniciar el masaje busca una postura cómoda, relaja el abdomen, dirigiendo unas respiraciones hacia el bajo vientre, mientras visualizas la vagina.

Colócate en posición semisentada (puedes usar una silla baja o un taburete, si lo necesitas), dejando libres los genitales para poder hacer el masaje con comodidad. Aplica compresas de agua caliente o templada en la zona para relajarla antes de hacer el masaje, siempre que no tengas varices vulvares o hemorroides. Si tienes alguno de estos problemas, consulta con tu comadrona para hacer un buen diagnóstico acerca de la idoneidad del masaje.

Cuando realices el masaje, evita presionar la uretra. No tienes que sentir dolor al realizarlo.

Lávate las manos y busca un lugar cómodo y tranquilo.

Con un espejo visualiza el perineo y luego lubrica los dedos pulgares, la vagina y el perineo con un lubricante acuoso o un aceite específico para esta zona. Si el masaje te lo hace tu pareja, lo tiene que hacer con los dedos índice y corazón.

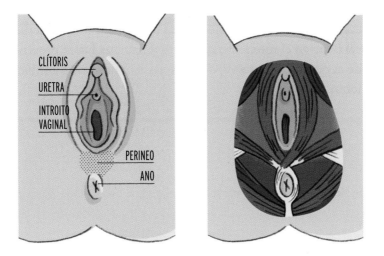

- Introduce los dos dedos en la vagina, unos 3-4 centímetros, y empuja el perineo hacia el recto y hacia los lados de la vagina. Estira las paredes de la vagina hasta sentir un cierto ardor.
- Mantén la presión con un poco más de fuerza sobre el perineo, hasta que sientas que te molesta.

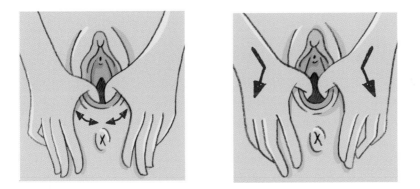

- Introduce los dedos pulgares en la entrada de la vagina y realiza un movimiento en vaivén (hacia la derecha y hacia la izquierda), haciendo un masaje. Este movimiento estirará los músculos y la piel del perineo. Realízalo durante 3-4 minutos. Procura no presionar la uretra, podrías ocasionar una infección de orina.

Entre la semana 35 y la 37 se realiza un cultivo vaginal y rectal para descartar la infección de la bacteria *Streptococcus agalactiae*. Esta bacteria se puede transmitir al bebé en el momento del parto y hay que hacer prevención. Si el resultado de la prueba es positivo, deberás hacer tratamiento antibiótico antes del nacimiento.

9

El parto. El nacimiento

A lo largo de unos meses has trabajado con el cuerpo, has conocido el ritmo de la respiración y has aprendido a calmar la mente para poder hacer frente a este momento. Momento deseado y temido.

Tu cuerpo hace unos días que expresa algunos signos y síntomas, se está preparando, está madurando. En esta etapa, conocida como preparatoria o pródromos del parto (síntomas explicados a las 37-40 semanas de gestación), las contracciones uterinas cada vez son más frecuentes, alguna te puede molestar; incluso puedes percibir alguna como dolorosa. Van y vienen, pero todavía no tienen un ritmo.

Tras la primera etapa preparatoria, se produce un proceso de acortamiento, adelgazamiento y apertura o dilatación del cuello de la matriz, hasta que desaparece por completo. Este proceso se conoce como «borrado del cuello de la matriz». Después se produce la apertura del cuello del útero o dilatación; para todo ello son necesarias las contracciones. Estas contracciones irregulares y poco intensas irán cambiando a lo largo de las horas y del día.

En esta etapa inicial del parto, las contracciones uterinas pueden aparecer cada 10-15 minutos y tener una duración de pocos segundos. En esta etapa inicial del parto es recomendable estar activa. Haz cosas que te distraigan (estar de pie y caminar favorece el descenso y el encaje del bebé, por la propia gravedad).

La presión de la cabeza del bebé sobre el cuello de la matriz y la oxitocina estimulan las contracciones. En la medida de lo posible, intenta no hacer demasiado caso a estas primeras contracciones. De momento aún no tienes que controlar su tiempo, ni su duración. Deja que el cuerpo haga su camino, aflójalo. Estás en el primer período del trabajo de parto, conocido como período latente, en el cual se produce el acortamiento del cuello. Algunas mujeres que han tenido un parto anterior pueden iniciar paralelamente la dilatación del cuello de la matriz.

Poco a poco, las contracciones serán más frecuentes (cada 5 minutos) y pueden durar entre 30 y 45 segundos. Cuando haga una hora que tienes este ritmo, el parto estará instaurado. Su proceso será progresivo y aumentará la frecuencia e intensidad de las contracciones para avanzar en la dilatación. Este período ya es más activo, el cuello de la matriz se dilatará 3-4 centímetros.

Sigue haciendo lo que hacías…

Hasta que las contracciones no sean rítmicas y lleves una hora como mínimo de contracciones regulares, no será el momento de ir al hospital.

Si tu elección es hacer un parto sin anestesia, cuanto más tiempo retrases tu marcha al hospital, más avanzada estará la dilatación. Puedes actuar así siempre que no haya alguna situación o alguna patología asociada a la gestación que requiera un control médico como:

- Diabetes gestacional y otras enfermedades que requieren de control médico.
- Hipertensión.
- Rotura de la bolsa de las aguas, si estas no son claras.
- Pérdida de sangre a través de los genitales.
- Dolor de cabeza intenso.
- Pérdida de la visión.
- Cultivo vaginal positivo para estreptococo.
- Gestaciones de riesgo.
- Hipertonía uterina (el abdomen no se relaja entre contracción y contracción).
- Fiebre.
- Si no sientes los movimientos fetales.

Si se da alguno de estos casos y te pones de parto, debes seguir siempre las indicaciones médicas y de tu comadrona e ir al hospital.

A medida que va avanzando el trabajo del parto, las contracciones ya requieren de toda tu atención. Tienes que concentrar la mente en el cuerpo y la respiración.

Las contracciones siguen con un ritmo, el espacio para recuperarte entre contracción y contracción cada vez es más corto. Aprovéchalo, no te distraigas.

Cuando tengas la contracción, detente. Deja lo que estés haciendo en ese momento, cierra los ojos y concéntrate en la respiración. Si lo necesitas, puedes apoyarte en la pared, hacer movimientos con la pelvis, sentarte encima de la pelota, ponerte en posición cuadrúpeda y, sobre todo, respirar. Sentirás los movimientos del bebé.

Pronto experimentarás contracciones cada 3 minutos con una duración de 50-60 segundos. Cuando esto ocurra, seguramente ya estarás en el hospital. Pero si aún estás en casa, ya es momento de ir al hospital.

Cuando la dilatación del cuello de la matriz es de 5 centímetros, ya has hecho medio camino. La dilatación completa son 10 centímetros. Sigues en un período activo del parto. En esta etapa activa, las contracciones son intensas, es una fase de aceleración.

Centra la mente, cierra los ojos y piensa en una imagen, un recuerdo, y observa cómo entra y sale el aire por la nariz. Espira profundamente cuando cese la contracción.

Será importante que ayudes al descenso del bebé por el canal del parto, las posturas de pie, de cuclillas y sentada en una pelota facilitarán el descenso. Los masajes en el sacro y en la parte baja de la espalda y nalgas te calmarán un poco.

Puedes darte un baño de agua caliente cuando las contracciones son muy intensas, ya que ayuda a sentir menos la presión y es relajante. Busca las posturas en las que percibas menos el dolor. Te puede ayudar poner las manos sobre las rodillas, con las piernas abiertas y las rodillas un poco flexionadas. Quizá necesites estirarte sobre el lado izquierdo flexionando las rodillas. Acostarte sobre el lado izquierdo y permanecer de pie reduce la compresión de la arteria aorta abdominal y la vena cava inferior, lo que hace que la frecuencia cardíaca del bebé mejore. Al mismo tiempo, facilitan la acomodación de la cabeza del bebé en la pelvis materna al aumentar los diámetros de la pelvis. Estas posturas ayudan a la rotación de la cabeza y disminuyen la presión en el sacro.

Paralelamente a las contracciones, el bebé irá bajando y girando dentro de la pelvis para ir ajustando los diámetros de su cabeza a los de tu pelvis. Al final del embarazo, la mayoría de bebés ya están encajados, pero algunos lo pueden hacer cuando se inicia el parto.

Durante el parto, el bebé completará el descenso, haciendo movimientos de flexión y rotación de la cabeza. En el descenso, la cabeza encontrará resistencias que deberá salvar con movimientos de rotación dentro de la pelvis. La cabeza girará 45 grados, de izquierda a derecha, mediante un movimiento de espiral. Poniendo el occipital hacia delante por debajo del pubis de la madre, esta es la posición más frecuente. El bebé adapta el diámetro más grande de su cabeza al diámetro mayor de la pelvis materna.

Para medir la apertura del cuello de la matriz y confirmar el punto de descenso del bebé en el canal del parto, así como la posición de la presentación de la cabeza, la comadrona realiza el tacto vaginal en el momento del ingreso. De esta forma sabe cómo está progresando el trabajo de parto y conoce el estado del bebé. También te tomarán todas tus constantes y harán un registro tococardiográfico, así como una valoración de si es necesario el ingreso hospitalario.

Durante el proceso del parto volverán a hacerte algún otro tacto vaginal para valorar la progresión hasta que el cuello de la matriz haya dilatado 10 centímetros.

En este momento se inicia la siguiente etapa del parto: el expulsivo.

Estás preparada. Confía en ti y en tus capacidades. La práctica del yoga te ha dado confianza, conoces tu cuerpo y sus respuestas, has aprendido a controlar la respiración y a mantener calmada la mente. Ahora es el momento de no desfallecer, de poner en práctica el dominio de tu cuerpo, el control de la mente y la respiración.

Recuerda: el trabajo de parto es un proceso largo. En una primípara puede durar hasta 15 horas, desde el inicio de las contracciones, pero si se trata del segundo parto, la duración suele ser más corta.

¿En qué momento puedes romper la bolsa de las aguas? Con la amniorrexis o rotura espontánea de la bolsa del líquido amniótico (las aguas salen por una rotura espontánea de la bolsa que las contiene), te sentirás mojada por un líquido caliente. No te confundirás, es un fluido único, diferente a cualquier otro. Esta rotura puede producirse al inicio de las contracciones, durante las contracciones, o unas horas antes de que empiecen.

A veces se produce una fisura o ruptura alta de la bolsa de las aguas y entonces el líquido sale en pequeñas cantidades. Puedes sentir una cierta humedad que no sabes a qué responde. Lo puedes confundir con flujo, más abundante y líquido muy frecuente al final de la gestación. Para asegurarte de que es líquido amniótico, lávate los genitales y, tras secarte, pon una compresa y camina unos diez minutos. Si son aguas, volverás a estar húmeda.

Si rompes la bolsa del líquido amniótico y aún no tienes contracciones, debes esperar. Lo más frecuente es que las contracciones se inicien de forma fisiológica durante las siguientes 24 horas, desde la rotura de la bolsa de las aguas.

Si no experimentaras contracciones durante este período, es muy posible que las contracciones se tengan que provocar con prostaglandinas u oxitocina. El tiempo de espera para hacerlo dependerá del protocolo que aplique el ginecólogo y el hospital donde tengas a tu hijo/a.

Comprueba siempre que las aguas son transparentes y claras, aunque a veces pueden presentar una coloración rosada debido a que se ha arrastrado un poco de sangre procedente del cuello de la matriz. Si el líquido que sale tiene un color oliva oscuro, significa que las aguas están teñidas por el meconio fetal, y este es un signo que requiere el control obstétrico lo antes posible, ya que indica que puede haber sufrimiento fetal. Debes ir al hospital. No te asustes, pero ponte en marcha.

La rotura de la bolsa de las aguas de forma manual es una forma de estimular el parto, y se hace cuando las condiciones del cuello de la matriz son buenas. Esta maniobra la lleva a cabo la comadrona o el obstetra. Al romper la bolsa, las contracciones aumentan facilitando la dilatación y el descenso más rápido del bebé. Es una maniobra habitual en los partos con anestesia epidural y en aquellos en los que son inducidos.

En todas las posibles formas de rotura de las aguas, el signo de normalidad es que estas sean:

- Transparentes.
- El cultivo vaginal y rectal debe ser negativo para estreptococo.
- El embarazo haya finalizado (39-40 semanas).
- No tener fiebre, ni ningún signo de infección.
- No tener una gestación de riesgo.

Tienes que ir al hospital cuando veas que salen aguas y no se dan las características de normalidad mencionadas.

Cómo respirar en el momento del parto

Cuando las mujeres me preguntan cómo respirar en el momento del parto, en especial, cuando las contracciones sean más dolorosas, siempre les respondo: «La respuesta está en tu interior».

Con la práctica del yoga has desarrollado la capacidad de observar el ritmo del cuerpo, de no oponer resistencias y dejar que la respiración fluya libre y espontánea.

Sabes que las contracciones tienen un ritmo, frecuencia e intensidad. Afloja el cuerpo, dale el espacio necesario moviéndote, siente y acompaña con la mente cada contracción. La respiración te ayudará en este momento. No luches contra las contracciones, acompáñalas con tu mente. Cuando la intensidad de la contracción lo requiera, céntrate en seguir el ritmo de la respiración, observa que ahora es más superficial y se queda en el pecho. Conduce la mente a observar la inspiración y la espiración en tu pecho. Lo has practicado, lo conoces. No aceleres el ritmo de la respiración.

La aceptación del proceso, aceptar que las contracciones pueden ser dolorosas, forma parte de este momento de tu vida.

La respuesta a cómo debes respirar la encontrarás en tu mente. Te pueden ayudar algunas estrategias, como repetir un mantra, o bien, en silencio, mantener en todo momento la concentración en la respiración.

«Yo puedo. La energía y la fuerza están dentro de mí».

Lo más importante es poder concentrarte. Cierra los ojos, cerrándote al exterior para abrirte a tu interior. Observa el ritmo cambiante del cuerpo a lo largo de todas las horas de duración del trabajo del parto. Acompaña la respiración con la mente en cada momento, no te distraigas. No estés pendiente de tu entorno, quédate dentro de ti.

Durante los picos de tensión generados por la contracción, busca posturas que dejen espacio al diafragma y acompaña el dolor que sientes con una respiración suave, sintiendo la entrada y la salida del aire.

Cambia de postura, muévete, afloja... Hacerlo te ayudará a abrir la pelvis y eliminar tensión.

En los espacios entre contracciones, trata de recuperar la energía y la fuerza con el fin de prepararte para acoger la siguiente contracción. Oxigénate respirando profundamente. Lleva las manos al abdomen y, poco a poco, nota cómo la respiración se hace más profunda. La percibes en tu abdomen, y vas sacando el aire lentamente. Repite unas cuantas respiraciones. Las que necesites.

Concéntrate... Alarga la espiración, elimina la tensión... Afloja el cuerpo, abre tu boca. Repite el mantra en silencio:

«Yo puedo. La energía y la fuerza están dentro de mí».

Concentrarte en la espiración entre contracción y contracción te ayudará a no tensar, a no contraer aún más los músculos, en especial el músculo uterino. También te ayudará a no hacer retenciones en la respiración como respuesta al dolor. Si sacas todo el aire de los pulmones, la próxima inspiración será más amplia y más plena y te aportará el oxígeno necesario.

Observa cómo el oxígeno llega hasta lo más profundo del cuerpo, a la pelvis, al bajo vientre, a los genitales, y cómo, desde el abdomen, eliminas toda la tensión. Visualiza estas partes del cuerpo. Visualiza a tu bebé, el trabajo lo estáis haciendo juntos. Abre el cuerpo, déjalo salir.

Facilítale el camino de llegada.

> ¡Estás preparada para hacer frente a la siguiente contracción!

Mantener un pensamiento positivo en el trabajo de parto te ayudará a vencer las contracciones y acercarte cada vez más al momento deseado. No subestimes las fuerzas que tienes en tu interior, ni la capacidad del cuerpo para hacer el trabajo. Ayúdale, tu cuerpo es muy sabio.

> «Yo puedo, la energía y la fuerza están dentro de mí».

La conciencia adquirida en el conocimiento de la respiración te ayudará a no interferir y a acompañar el ritmo de la respiración durante el proceso del parto.

Cuando las contracciones son muy intensas, puede serte de ayuda emitir algunos de los sonidos que ya has practicado: «ma…», dejando que salga el aire por la boca, te ayudará abrir las mandíbulas, donde se acumula mucha tensión cuando hay dolor. También te ayudará emitir un sonido «zzzzzzz (zumbido)», sonido que se produce al dejar que salga el aire por la boca poniendo la lengua detrás de los dientes, sin apretarlos, coincidiendo con la salida del aire. Este sonido te ayudará a prolongar la espiración. También puedes alargar una «u» al espirar («uuuu…»), dejando salir todo el aire desde el abdomen cuando ya ha pasado la contracción. Hacerlo te ayudará a relajar el abdomen. O bien prueba con el sonido de la vocal «a»: «aaa… aaa… aaa…». Emitir sonidos acompañando la respiración ayuda a dejar salir inhibiciones, miedos y tensiones. Practica con el sonido tantas veces como lo necesites, siempre coincidiendo con la espiración.

Esta fase del parto es muy activa. Es importante que ayudes a descender a tu bebé por el canal del parto. Recuerda que las posturas de pie, en cuclillas y sentada en una pelota te ayudarán a ello, así como sentarte en una silla y apoyar la cabeza en el respaldo. Puedes volver a bañarte en agua caliente; cuando las contracciones son muy intensas, te ayudará a sentir menos presión y te relajará.

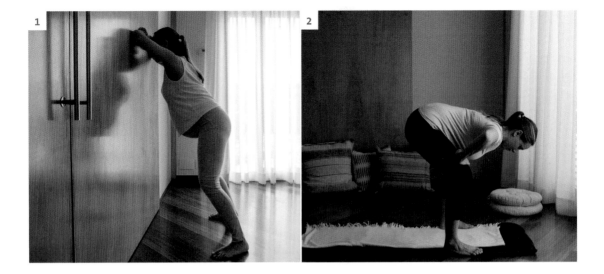

Pídele a tu pareja que ponga las manos calientes en el sacro y te masajee suavemente hacia las nalgas para ayudarte a liberar tensión y a relajar esta zona.

Haz movimientos circulares con la pelvis, con las rodillas relajadas, apoyándote en la pared o en tu pareja. Bascula la pelvis hacia delante y hacia atrás suavemente. Oscilar la pelvis activa el movimiento del sacro y permite el descenso y la rotación del bebé. También la postura de las manos en las rodillas te puede ayudar. (Fotos 1 y 2).

Si estando en posición de cuclillas sientes que las contracciones son muy intensas y notas mucha presión en los genitales, ponte de pie y vuelve a bajar cuando no tengas la contracción.

Si necesitas algún soporte, alguna silla o taburete bajo, pídelo. En estos momentos debes procurar sentirte lo mejor posible, así que pide lo que necesites. Te ayudará a avanzar en la última etapa del parto.

En la última fase del parto, cuando el cuello está dilatado al máximo (10 centímetros aproximadamente), se inicia el expulsivo. Las contracciones ayudarán a expulsar a tu hijo/a. Estas contracciones están acompañadas de un reflejo involuntario que se produce de forma espontánea: sentirás unas ganas irrefrenables de empujar, solo visualiza el descenso.

Empujar es instintivo, no es necesario retener la respiración.

Concéntrate en llevar hacia la vagina a tu bebé, aflojando los músculos del suelo pélvico. Sustituirás el empujar por el abrir. Abre la vagina.

Busca una postura en la que te sientas cómoda: de cuclillas, sentada en una silla en forma de media luna, apoyada en la camilla de partos con los pies en el

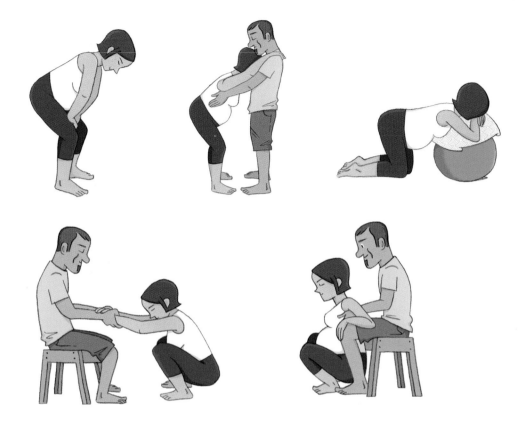

suelo, cogida o sostenida por tu pareja… También puedes probar de pie, con las piernas abiertas y los pies bien apoyados en el suelo, cogida en el respaldo de una silla, o de rodillas, apoyando la cabeza y parte del cuerpo en una silla o pelota, o bien dentro de una piscina. En esta etapa del parto, cambia de postura siempre que no te sientas lo suficientemente cómoda.

Sé consciente de la fuerza de la gravedad y deja que los músculos del suelo pélvico se aflojen. Dirige la fuerza hacia la entrada de la vagina.

Si la postura elegida para el expulsivo es en una camilla convencional de la sala de partos, controla que el peso no recaiga sobre el sacro, ya que limitaría la movilidad de este y la del coxis. Es importante que estés lo más incorporada posible.

Abre tu cuerpo y espira tu hijo/a. Vuelve a visualizar el descenso por el canal del parto. Intenta no retener el aire para empujar, las retenciones prolongadas restan oxígeno al feto. Es más efectivo que dejes que tu cuerpo lleve a cabo espontáneamente todo el trabajo de parto, ayudando con los músculos del canal del parto. Permítete gritar si lo necesitas. Muchas mujeres lo hacen y eso les ayuda a rebajar la tensión.

El cansancio y la sensación de estar al límite de tus fuerzas en esta etapa del parto son muy comunes. Aprovecha las pausas sin contracciones durante el expulsivo para recuperar fuerzas y oxigenarte. El cuerpo sabe descansar en esta etapa, por eso hay algún momento sin contracciones.

Espira por la boca y emite algún sonido para ello, te resultará más fácil. En esta etapa del parto te puede ser de gran ayuda los sonidos en los que debes de abrir la boca, vocales como «aaa… aaa…», o sílabas como «maaa… maaa…», coincidiendo con la espiración.

Entre contracciones, puedes ayudarte con alguna respiración *Śītalī*, para darte frescura y energía. Estás llegando al final, saca fuerzas de lo más profundo de tu cuerpo. ¡Ya lo tienes!

> Recuerda: tú puedes, tú tienes la energía y la fuerza.

Si tu parto es con anestesia epidural, te puedes encontrar con la indicación de empujar con la inspiración bloqueada. Es decir, inspira, aguanta la respiración (retén el aire) y empuja, manteniendo la fuerza con el diafragma y los abdominales. Esta forma de empujar está contraindicada tanto por los efectos negativos que puede provocar en el suelo pélvico y tus esfínteres, como por la disminución del oxígeno que le llega al bebé. También puede que se te indique que aguantes la respiración y que luego saques el aire muy lentamente. De esta forma, los pulmones se desplazan con el diafragma y la presión se ejerce solo con el músculo uterino, ayudada por los músculos abdominales. Si debes empujar de alguna de estas dos formas para ayudar a expulsar el bebé, sigue las instrucciones de la comadrona o del médico que te está atendiendo.

En esta etapa del parto, si la madre y el bebé están bien y no hay desviación de la normalidad, lo más indicado es que el parto siga su proceso natural; los profesionales no deben intervenir de forma innecesaria. Percibir el reflejo de expulsión y ser tú la que dices el momento en que sientes la necesidad de empujar. Si te han puesto una epidural, se puede disminuir la concentración de anestesia para que puedas sentir el cuerpo y controlar el momento.

Después de un gran esfuerzo en el que te has sentido morir para dar vida, ya tienes en tus brazos a tu hijo/a. Este es un momento único en la vida. Se mezclan los sentimientos de euforia, de alegría, de asombro… Por fin el momento tan esperado… Acabas de dar vida.

Acariciar este pequeño cuerpo que durante nueve meses ha estado dentro de ti es un milagro de nuestra naturaleza. Acaba de nacer una criatura, y también unos padres.

La primera gran aventura que vivimos los humanos es el nacimiento. Pese a no poder recordar cómo nos sentimos en el momento de nacer, este queda registrado para siempre en nosotros y también, claro, en los padres.

Cómo acogemos al recién nacido será de vital importancia para su desarrollo.

El alumbramiento o salida de la placenta pondrá fin al parto. Se produce a continuación, transcurridos unos minutos, acompañado de alguna contracción.

El parto y el nacimiento han finalizado, inicias/iniciáis la gran aventura de la maternidad, la gran aventura de una nueva función en vuestras vidas: la maternidad y la paternidad.

Y luego, se sale de puntillas,
dejando por fin solos
a estos dos
que ya se han encontrado,
que tienen tanta necesidad de silencio,
de intimidad,
para mirarse, para descubrirse,
porque aunque el niño no es del todo
o ni lo más mínimo, mínimo,
lo que se esperaba,
de todos modos se le querrá
se le querrá
tal como es.

FRÉDÉRICK LEBOYER,
El parto: crónica de un viaje

10

Inicio del postparto

Desde el momento que sale la placenta inicias un nuevo proceso, el postparto o cuarentena: durante cuarenta días tu cuerpo se recuperará del parto y de los cambios que se han producido a lo largo de cuarenta semanas.

Es un tiempo de adaptación a los nuevos retos: la crianza y el conocimiento de tu hijo/a, la asunción de tu nuevo papel social, la maternidad, y el aprendizaje de cómo encajar tu papel de madre con tu vida en pareja y con tu familia. Muchos cambios en poco tiempo, hay que tomárselos con calma.

La gestión de los sentimientos y emociones nuevos hace que a veces te sientas desbordada. Los objetivos más inmediatos en esta etapa son: el descanso y la recuperación del cuerpo, la lactancia y conocer las necesidades del bebé. No quieras hacer ninguna otra cosa.

Cuando llegues a casa, puedes ayudar a la involución del útero haciéndote masajes en el abdomen. Identifica el cuerpo del útero por debajo de tu ombligo. Controla la pérdida de sangre, poco a poco irá disminuyendo. No debes tener fiebre. Si la pérdida de sangre aumenta o tienes fiebre, has de ir al hospital.

La respiración te ayudará. Haz respiraciones profundas, espirando desde el abdomen, para iniciar una tonificación abdominal y dotarte de energía y calma. Para amamantar, busca posturas cómodas en las que tu espalda esté protegida.

En estos cuarenta días, tus genitales externos se recuperarán y el útero volverá a su tamaño y aspecto previos al embarazo. Y tú, poco a poco, cuando ya empieces a conocer las necesidades de tu bebé, te sientas más segura y tranquila, y veas que tu cuerpo va recuperando su forma habitual, te sentirás con ganas de hacer otras actividades. Quizá tengas unos kilos de más, pero con la lactancia y una alimentación correcta, pronto recuperarás tu peso de antes de la gestación.

A la semana o diez días del nacimiento, si te encuentras bien, puedes iniciar una práctica suave de yoga. Algunas posturas te ayudarán a tener más fuerza, a sentir y conocer qué partes del cuerpo debes recuperar. También te darán energía para afrontar el reto de los horarios, dedicación y pocas horas de sueño.

Durante el puerperio, al practicar yoga, debes tener en cuenta:

- No bajar la cabeza.
- No hacer posturas de pie; es mejor que trabajes sentada o tumbada en el suelo. Puedes poner la espalda en contacto con el suelo, con las piernas dobladas, para observar la columna bien alineada. Desde esta postura, tonifica el abdomen y el suelo pélvico con respiraciones profundas. Observa la pelvis y respira.
- Cuando estés preparada, inicia el movimiento de las extremidades superiores, con el objetivo de relajar la espalda y expandir el diafragma y la caja torácica. Deja que fluya la energía por todo tu cuerpo.
- No incorpores el trabajo de levantar las piernas hasta que la pelvis esté estabilizada y los genitales y el suelo pélvico estén preparados.
- Haz algún *prāṇāyāma* para darte energía y relajarte.

Recuperar el equilibrio corporal y el tono de los músculos abdominales y rehabilitar el suelo pélvico requiere un poco de tiempo. Es uno de los objetivos que te tienes que plantear en el postparto, pero no tengas prisa. Haz un análisis de tus prioridades y trata de disponer cada día de un rato para cuidar de tu cuerpo. Ten en cuenta:

- Tu estado general.
- El tipo de parto.
- El estado del perineo y del suelo pélvico.
- Dificultades en la lactancia.
- El estado de la pelvis.
- Las indicaciones para cuidarte que te haya dado la comadrona.
- Prioriza el descanso para dormir cuando tu hijo/a esté durmiendo.

En esta nueva etapa que comienzas a vivir necesitas ayuda y poder compartir todas las novedades, las dudas, las incógnitas e inseguridades propias de tu nuevo estado, la maternidad. Busca grupos de madres que estén pasando por el mismo momento, te ayudará a progresar y sentirte acompañada.

El inicio de la crianza, la lactancia, suele ser un poco difícil. No lo has hecho nunca, así que, como cualquier situación nueva, puede generarte impotencia, inseguridad y miedos. Tener un buen asesoramiento desde el inicio es fundamental. Cuanto antes solventes las dificultades y las dudas, antes te resultará más fácil amamantar. Déjate acompañar por la comadrona y por los grupos de apoyo a la lactancia; son de gran ayuda.

Cuando te sientas con ánimos de salir a la calle, disfruta de paseos cortos. Pasados 10-15 días del parto, ya podrás asistir a un grupo de apoyo al postparto y a la lactancia. En todos los centros de atención a la salud sexual y reproductiva hay este tipo de grupos. Tu comadrona te informará.

Cuando te sientas desbordada, impotente y sola, cuando sientas que no puedes con todo, busca compañía —tu pareja, una amiga, un familiar, el grupo de apoyo…—. No te quedes sola en casa, sal y busca ayuda. Comparte tus inquietudes y miedos. Poco a poco, todo vuelve a la normalidad. Son muchos cambios en muy poco tiempo, y tus exigencias y las de tu entorno a menudo te pueden sobrepasar.

11

Situaciones especiales durante la gestación y la práctica de yoga

Gestación de gemelos

La práctica de las posturas está más limitada en las gestaciones múltiples de dos o tres fetos. Hay que tener en cuenta que son más frecuentes los abortos y la prematuridad. Se recomienda ser más prudentes, limitar un poco la actividad y promover el descanso.

Puede coincidir que la gestación se haya producido por fecundación *in vitro*; se recomienda iniciar la práctica de yoga en la semana 16 de gestación. Has de ser prudente y seguir las indicaciones médicas y de tu comadrona.

Durante los primeros meses de una gestación de gemelos, los síntomas que puedas notar no tienen por qué ser diferentes a los síntomas de la gestación de un feto.

Durante estas primeras semanas, el reposo en casa o en la cama es una recomendación médica bastante frecuente. Haz respiraciones conscientes y suaves, tomando conciencia del ritmo de la respiración. Sentada o tumbada, dedica cada día algún rato a la observación del movimiento de la respiración.

Si nunca antes has practicado yoga, iníciate con la observación. Pon las manos encima del vientre y percibe el movimiento que, de forma espontánea, genera la respiración en él. Cierra los ojos y quédate un rato sintiendo la respiración, aflójate y descansa observando. Es el primer paso para adentrarte poco a poco en la práctica de la meditación. Calmar la mente y los ritmos del cuerpo favorece el asentamiento y el crecimiento embrionario.

En una gestación gemelar, a partir de la semana 16, deberás estar atenta a los síntomas que se vayan produciendo en ti debido al mayor aumento del útero y de peso. Pueden ser más frecuentes las lumbalgias, las ciáticas y, a veces, las varices en las extremidades y las hemorroides. La ralentización del ritmo intestinal causa molestias digestivas y estreñimiento, especialmente a partir de las semanas 24-26. No obstante, la molestia más frecuente es la que se deriva de la lordosis lumbar por el gran peso que debe soportar el abdomen. Si te encuentras bien, puedes empezar de forma suave y progresiva la práctica de yoga.

Desde la semana 16, trabaja la estática corporal para tomar conciencia de cómo te colocas de pie, así como de los movimientos que de forma cotidiana realizas: cómo te sientas en una silla, en un sofá; cómo coges peso; cómo te levantas de la cama; cómo te agachas; etcétera. Intenta realizar los movimientos cotidianos de forma consciente. La higiene postural, a partir de este momento, es clave para repartir y equilibrar de forma simétrica el peso del cuerpo.

Con esta concienciación ayudarás al cuerpo en la progresión del crecimiento uterino y del incremento de peso, facilitando la apertura de la pelvis, el estiramiento de las fibras musculares y la circulación sanguínea, y además disminuirás las molestias y te sentirás en mejor forma cuando el embarazo esté más avanzado. Practicar yoga también te ayudará a descansar mejor.

Si no hay contraindicación y la gestación evoluciona dentro de la normalidad, iníciate con las posturas siguientes:

Postura de Tāḍāsana

Dedica tres o cuatro respiraciones a la observación. Mantén los ojos abiertos, fijando la mirada en un punto en el suelo, a un metro y medio aproximadamente frente a ti. Quédate unos minutos sintiendo el cuerpo y la respiración. Observa las cargas de peso en el cuerpo, la columna vertebral, la pelvis, las piernas, los pies… No te quedes mucho rato, justo el tiempo necesario para sentir cómo te colocas de pie y cómo repartes las cargas de peso del cuerpo. (Véanse págs. 129-130).

Puedes iniciar la práctica de yoga con posturas que te ayudarán a:

- Expandir y abrir la caja torácica. Ello te proporcionará energía.
- Expandir las extremidades superiores, en posturas sentadas, para proteger el estiramiento de los ligamentos redondos del útero.
- Cuidar y fortalecer el eje corporal. Realizarás posturas que ayuden a mantener la simetría y el equilibrio corporal.

- Favorecer la circulación uterina y la tonificación del suelo pélvico.
- Facilitar la circulación de retorno.
- Oxigenar el abdomen facilitando el crecimiento de los bebés y la relajación muscular.
- Estar atenta a los síntomas y cambios que vas sintiendo.
- Relajar el abdomen.

Procura descansar entre postura y postura en decúbito lateral izquierdo y trabaja con las visualizaciones de los bebés, de la pelvis y del suelo pélvico. También continuarás practicando la concienciación de la respiración, incorporando los *prāṇāyāma*.

Es mejor que hagas las posturas sentada en el suelo. Puedes practicar en decúbito supino, manteniendo la columna en contacto con el suelo, siempre con las piernas flexionadas, con los pies bien apoyados en el suelo. No hagas más de una postura seguida, para evitar comprimir la aorta y una bajada de la presión arterial.

Desde la semana 28 a la 37 sigue practicando sentada con las piernas estiradas para no comprimir el retorno venoso.

Si te sientes cansada y notas mucha presión en el bajo vientre y en el suelo pélvico, acuéstate sobre el lado izquierdo. La respiración con sonidos y la meditación te aportarán la energía que necesitas.

Durante estas semanas, si no sientes ahogo, puedes realizar alguna postura que te ayude a mejorar los síntomas de la presión en la pelvis. Pon la espalda en contacto con el suelo y las piernas dobladas, también te puedes colocar en cuadrupedia y, ocasionalmente, intenta ponerte en cuclillas; lo puedes hacer con algún apoyo.

Estate atenta a que tu abdomen no esté endurecido. Observa que no haya contracciones uterinas con ritmo antes de la semana 34.

El descanso físico y mental te ayudará a prolongar las semanas para llegar al final de la gestación en torno a las 37-39 semanas.

Aprende a relajar el abdomen con las respiraciones, tal como hemos explicado en el capítulo 5.

Cómo hacer la postura

El punto de partida de esta postura puede ser apoyando los pies en una pared, o bien apoyando las piernas sobre un taburete. Te ayudará a relajar la espalda y a liberar la tensión en el suelo pélvico. Si te sientes cómoda, puedes pasar a trabajar las extremidades.

Al inspirar, levanta el brazo derecho y la pierna izquierda hasta alcanzar un punto de confort. Al espirar, bájalos y vuelve a dejar la pierna doblada y el brazo junto al cuerpo. (Fotos 1 y 2).

Con esta variante, desplazas la compresión del diafragma en el abdomen, estiras los laterales de la espalda y liberas el suelo pélvico de la presión, al tiempo que facilitas la circulación de retorno.

Alterna el movimiento, trabajando ambos lados.

No permanezcas demasiado tiempo en esta postura, y hazla solo si desde el inicio te sientes bien.

Antes de levantarte, recuerda que primero debes descansar un rato acostada sobre el lado izquierdo, respirando y observando.

Si tienes reflujo, acidez o hipotensión, esta postura no te resultará cómoda. Puedes trabajar sentada (véanse posturas sentada, páginas 175-179).

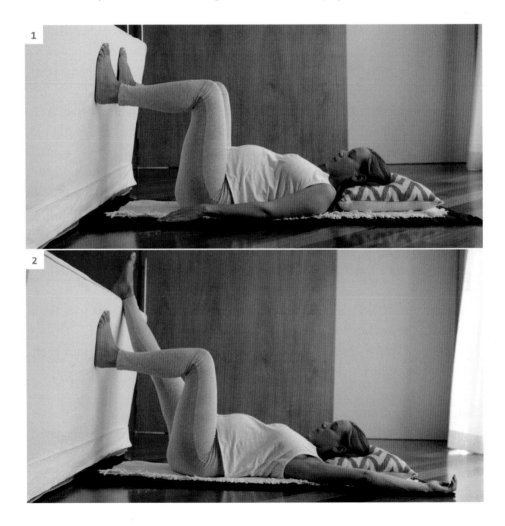

Cómo hacer la postura

El punto de partida de esta postura es el mismo que el anterior, pero con los brazos en cruz, para que el pecho esté bien abierto y los hombros relajados. Cuando te sientas segura y cómoda, levanta una pierna hacia el techo y haz rotaciones con el pie. Puedes repetir el movimiento un par de veces con cada extremidad. Deja que la respiración sea libre. **(Fotos 3 y 4)**.

Descansa realizando unas cuatro veces *Apānāsana*.

Relájate tumbándote sobre el lado izquierdo o sentada con algún apoyo.

Si te sientes más cómoda, comienza a trabajar sentada. Puedes iniciar la práctica con un reconocimiento y una visualización de la respiración. **(Fotos 5 y 6)**.

A continuación coloca las manos planas sobre el pecho y, al inspirar, desplaza los brazos hasta ponerlos en cruz. Al espirar vuelve a colocar las palmas de las manos sobre el pecho. Repite el movimiento tres veces. **(Fotos 145 a 150, pág. 175)**.

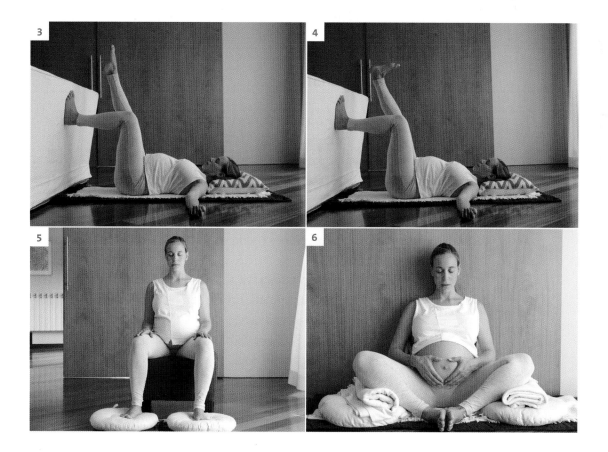

Para terminar esta secuencia, tápate los ojos con las manos. Inspira desplazando los brazos hacia arriba, abriendo el pecho y dejando todo el espacio posible para la entrada del aire y, al espirar, vuelve a taparte los ojos. Repite el movimiento tres veces.

Puedes probar las mismas secuencias con la espalda apoyada en la pared y las piernas estiradas. No lo dudes, hazlo si desde esta posición te sientes más cómoda.

Si la gestación supera la semana 37, en estas últimas semanas:

- Practica posturas que faciliten la circulación y relajen el útero, tumbada sobre tu lado izquierdo, y que ayuden a la descompresión pelviana y del suelo pélvico (postura de cuadrupedia).
- Mantente atenta a las contracciones. Relaja el abdomen. Oxigénalo.
- Trabaja los *prāṇāyāma* (respiraciones que aportan una buena oxigenación y ayudan a calmar la mente).
- Busca espacios para el silencio, para practicar respiraciones y mantras que te ayuden a sentirte bien.
- Medita.

Amenaza de parto prematuro

Una gestación normal tiene una duración de entre 37 y 40 semanas. Un parto prematuro es el que se produce antes de las 37 semanas de gestación.

Cuando hay amenaza de parto prematuro entre las semanas 22 y 37, el diagnóstico rápido puede ayudar a prolongar la gestación el máximo de semanas posibles.

Sigue las recomendaciones médicas y obsérvate. Permanece atenta a tus síntomas. Si aumentan las contracciones (ocho en una hora), consulta a tu comadrona o a tu médico.

Respeta las indicaciones de reposo, ya sea absoluto (en cama) o relativo, dentro del domicilio con poca actividad. En ambos casos puedes realizar respiraciones conscientes suaves; te ayudarán a calmar la mente y a aflojar el abdomen (véanse capítulos 5 y 6). Si ya practicabas yoga, suspende la práctica, limitándola a la meditación y los *prāṇāyāma*.

En el caso de indicación médica de reposo relativo, puedes practicar alguna postura sentada en una silla con la espalda recta y los pies descalzos en contacto con el suelo. Pero evita todas las posturas de pie, de compresión abdominal y de cuclillas. Puedes relajar la espalda y el abdomen con posturas de decúbito lateral izquierdo o de decúbito supino (boca arriba).

Si te sientes bien en esta postura poniendo las manos sobre el abdomen, siente la espiración subiendo desde el abdomen durante algunas respiraciones. Puedes acompañar la salida del aire con algún mantra o vocal. Oxigena a tu bebé. **(Foto 7).**

Puedes también realizar este movimiento de apertura de los brazos desde el pecho y desde el abdomen. Con la inspiración, abres los brazos; con la espiración, coincidiendo con un sonido, colocas las manos primero sobre el pecho y, en la siguiente respiración, sobre el abdomen. **(Fotos 8, 9 y 10).**

No practiques esta postura si tienes molestias gástricas o hipotensión.

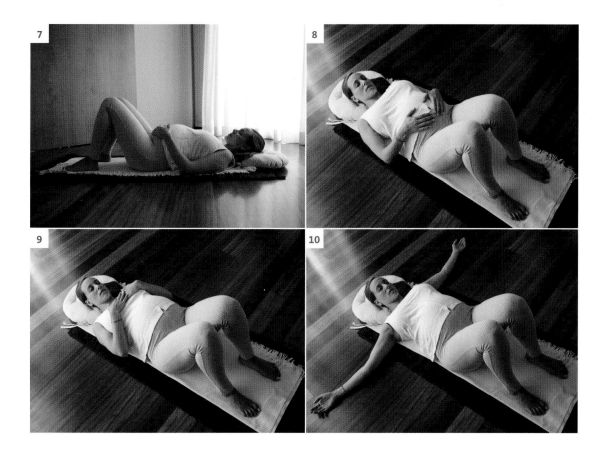

Retraso en el crecimiento intrauterino

Se habla de retraso en el crecimiento intrauterino cuando el desarrollo de uno o de los dos fetos no es el deseado para las semanas de gestación en las que te encuentras. El retraso en el crecimiento se puede producir en cualquiera de los meses de la gestación.

Las causas pueden ser diversas: malnutrición de la madre; edad de la madre; alteración en la circulación del útero y la placenta; hipertensión materna u otras patologías; drogodependencia; tabaquismo; estrés… Otras veces, el feto es constitucionalmente más pequeño por motivos hereditarios.

El retraso en el crecimiento se diagnostica ecográficamente y se hace un seguimiento seriado de ecografías para poder medir los diferentes parámetros y valorar su evolución.

Las indicaciones médicas en estos casos son:

- Una buena nutrición de la madre, con suplementos proteínicos.
- Limitar la actividad diaria. Buscar ratos para el descanso.
- Eliminar las situaciones de estrés.
- Descansar sobre el lado izquierdo.

Las recomendaciones en estos casos para la práctica de yoga son:

- Evitar todas las posturas de pie y de compresión abdominal.
- Relaja la espalda y el abdomen con posturas en decúbito lateral izquierdo o en decúbito supino, poco tiempo.
- Practica posturas sentada en el suelo o en una silla para trabajar el tronco superior y los brazos; ello te aportará energía y te ayudará a relajar la espalda.
- Practica los *prāṇāyāma* para favorecer la concienciación y aumentar tu energía; tu cuerpo y tu bebé la necesitan (véanse capítulos 5 y 6).
- Meditar en comunión con tu bebé.

Incompetencia cervical

Cuando el cuello de la matriz se abre o se acorta antes de finalizar la gestación, puede haber abortos o partos prematuros. Las causas pueden ser diversas:

- Cirugía previa en el cuello de la matriz, antes de que se produjera el embarazo (conizaciones, cerclajes…).
- Desarrollo anormal del cuello por causas congénitas.
- Embarazos múltiples.
- Abortos repetidos.
- Partos anteriores traumáticos.

Si tienes alguno de estos problemas asociados a la gestación, sigue las indicaciones médicas y permanece atenta a los síntomas que puedas tener.

Si inicias contracciones antes de la semana 34, deberás hacer descanso y reposo para ayudar a disminuir la actividad uterina y el posible parto prematuro.

Si no tienes ningún síntoma que lo requiera, podrás practicar todas las posturas, teniendo en cuenta las siguientes recomendaciones:

- Evita las posturas estáticas de pie.
- Evita las posturas en cuclillas y todas aquellas en las que pueda haber presión en el suelo pélvico.
- Practica *prāṇāyāma* y meditación.
- Haz posturas que favorezcan la descompresión del suelo pélvico (Véanse fotos 17 y 18, pág. 110; fotos 126, 127 y 128, pág. 163; fotos 137, 138 y 139; pág. 169; fotos 169, 170 y 171, pág. 181; fotos 130, 131 y 132, pág. 165; foto 129, pág. 164).

Síndrome varicoso, varices vulvares y hemorroides

Las varices son un síntoma de la insuficiencia venosa, enfermedad en la que se produce una dificultad en la circulación del retorno venoso que afecta al sistema circulatorio y al linfático.

Es un síntoma que puede deberse a factores hereditarios, hormonales y mecánicos, y que afecta en mayor o menor frecuencia a las gestantes. Pueden aparecer a partir del segundo trimestre de la gestación. A veces se observan venas en las piernas, pero otras veces aparecen en la pelvis, produciendo varices vulvares, y en el ano (hemorroides).

El aumento de sangre proveniente del útero que, a través de las venas uterinas, aporta más flujo sanguíneo a la vena cava produce una ralentización en la circulación de retorno. Además, el aumento de tamaño del útero durante el tercer trimestre puede agravar los síntomas, debido a la compresión venosa que genera. Las venas vulvares, perineales, rectales y las de las extremidades inferiores son las más afectadas.

Los síntomas más frecuentes son:

- Edemas (hinchazón) en las piernas, que aumenta al final del día.
- Piernas muy pesadas.
- Dolor pélvico, que puede aumentar al sentarse o levantarse.
- Molestias o dolor durante las relaciones sexuales.
- Presión o dolor en los genitales.

¿Qué hacer para mejorar los síntomas?

- No estar de pie de forma estática.
- Evitar el calor.
- Caminar descalza siempre que puedas.
- Tomar baños de agua fría en las piernas.
- Beber un litro y medio de agua para facilitar un buen funcionamiento renal.
- Descansar con los pies y las piernas un poco altas.
- Vigilar el aumento de peso.
- Dejar los pies lo más libres posible, con zapato plano y ancho.
- Caminar, bañarse en el mar, nadar.
- Descansar acostada sobre el lado izquierdo para facilitar la circulación de retorno y evitar comprimir la vena cava.

Cuando practiques posturas de yoga, escoge aquellas que te ayuden a favorecer la circulación de retorno y elimina la práctica de las posturas que tengas que estar mucho rato sentada, las que se hacen de pie y aquellas que dificultan la circulación de retorno, como, por ejemplo, la postura de loto (*padmāsana*). Además, ten cuidado y no comprimas los genitales cuando practiques sentada.

Practica respiraciones conscientes abdominales para facilitar la oxigenación y activa la circulación haciendo movimientos circulares con los pies mientras estás sentada y con las piernas estiradas.

Coloca la espalda en contacto con el suelo. Puedes poner una almohada bajo la cabeza, y los pies pueden estar apoyados en la pared. Al inspirar, levanta una pierna y, mientras espiras, haz un giro con el pie. Vuelve a inspirar estirando los dedos hacia el techo y, al espirar, vuelve a bajar la pierna en ángulo recto.

Ahora haz lo mismo con la otra pierna. Realiza el mismo movimiento alternando las piernas. **(Fotos 137 a 139 de la página 169).**

La misma postura de partida. Al inspirar, levanta y estira el brazo izquierdo y la pierna derecha (esta la puedes mantener apoyada en el sofá o la pared). Con la espiración vuelve a poner las piernas en ángulo recto y el brazo junto al cuerpo. Ahora haz lo mismo con las otras extremidades. Cuando termines acuéstate sobre el costado izquierdo y descansa.

Hemorroides

Las hemorroides son venas dilatadas que se encuentran en la mucosa del recto y del ano. Pueden ser molestas y producir picor, escozor y, a veces, son dolorosas y sangran. Se producen por los mismos motivos que las varices. El estreñimiento puede agravar los síntomas y, a veces, puede ser su desencadenante.

Qué hacer para mejorar los síntomas:

- Evita el estreñimiento con una dieta rica en fibra y toma mucha agua.
- Elimina las comidas picantes.
- Controla el aumento de peso.
- No estés mucho rato sentada, ni en posturas estáticas de pie.
- Mantén una buena higiene de la zona haciendo lavados con agua fría. Ponte hielo envuelto con un paño de algodón durante 10 minutos, un par de veces al día si tienes mucho malestar.
- Los ejercicios de Kegel y el masaje perineal te ayudarán a activar la circulación.
- Tu médico te puede prescribir alguna crema para aliviar las molestias.
- Descansa de lado o con las piernas levantadas.
- Realiza las posturas indicadas para las varices.
- No te pongas en postura de cuclillas.

También puedes realizar posturas para disminuir la presión pélvica (véanse fotos 124 y 125, págs. 162; foto 129, pág. 164; fotos 25 y 26, pág. 116; fotos 24 y 25, pág. 62; fotos 19 a 22, pág. 113; foto 2, pág. 89; fotos 126 a 128, págs. 163; fotos 135 y 136, pág. 167; fotos 130 a 132, pág. 165).

Feto en posición de nalgas

Alrededor de la semana 36, la mayoría de los bebés se coloca en posición de cabeza, pero algunos (los que menos) continúan en posición de nalgas hasta el momento del parto. A veces se pueden girar unos días antes del parto o incluso en el mismo momento del parto, estas dos circunstancias son más frecuentes en segundas gestaciones o multíparas (mujeres con más de un hijo).

Si estás gestando dos bebés, puede que uno de ellos esté de nalgas y el otro en posición cefálica (de cabeza). Con la ecografía te confirmarán la posición de los dos bebés y cuál de ellos está más situado en el canal del parto. En general, cuando se produce esta situación se practica una cesárea.

Si tu embarazo está entre la semana 34 y la 36 y tu bebé está en posición de nalgas:

- Haz posturas que favorezcan que el bebé se gire y se coloque en posición cefálica (véase la Práctica 6, pág. 225).
- Evita ponerte en cuclillas, podrías facilitar el encaje en posición de nalgas.
- Practica respiraciones en las que la espiración desde el abdomen sea la protagonista, para mantener relajado el abdomen.
- Relaja la pelvis para dar espacio.
- Medita con las manos en el abdomen.
- La acupuntura y los movimientos dentro del agua también pueden ayudar a cambiar la posición del bebé.

Alrededor de la semana 37, tu obstetra te puede sugerir realizar una versión externa para girarlo. Este procedimiento lo lleva a cabo el obstetra con control ecográfico y un registro tococardiográfico para asegurar el bienestar del bebé. Siempre que no haya situaciones que lo contraindiquen, en la mayoría de los embarazos se puede hacer.

El obstetra localiza la cabeza del bebé a través del abdomen de la madre y con suavidad la va girando. Para hacer esta maniobra, es necesario que el útero esté relajado, y para ello se administra medicación endovenosa a la gestante.

Si la versión cefálica externa tiene éxito y el bebé queda bien colocado, debes asegurarte de que no vuelva a ponerse de nalgas. Para ello, camina, ponte en cuclillas cuando lo necesites en tus actividades diarias y con la práctica de yoga, y mantén en todo momento bien relajado el útero y el abdomen.

Síndrome del túnel carpiano

Hormigueo, pérdida de sensibilidad en las manos y un ligero edema en los dedos son los síntomas del síndrome del túnel carpiano, que produce una disminución de la movilidad de las manos.

Estos síntomas se producen debido a la retención de líquidos, muy frecuente en la gestación. Estos líquidos generan una presión en el túnel carpiano, conducto estrecho situado en la zona de la palma de la mano y la muñeca, por donde pasa el nervio mediano, que va hacia las manos y los dedos.

Este síndrome puede aparecer a partir del segundo trimestre de gestación. Suele ser más intenso por la noche, haciendo que te despiertes por la mañana con las manos con poca movilidad y más hinchazón. Mejora a lo largo del día.

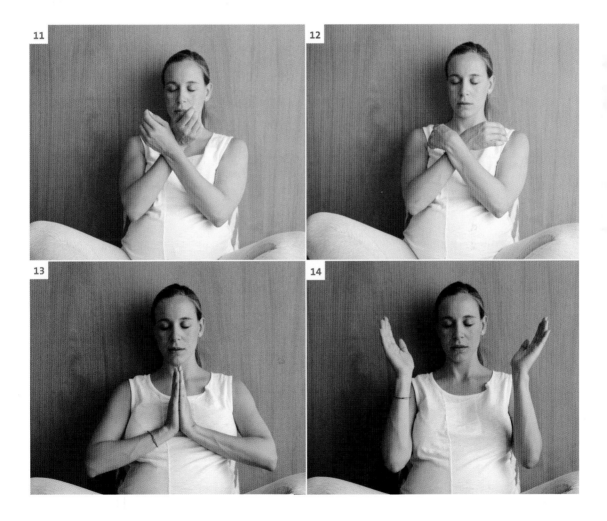

Para mejorar el síntoma puedes:

- Controlar la retención de líquidos, disminuyendo el consumo de sal.
- Beber entre un litro y un litro y medio de agua para facilitar un buen funcionamiento renal.
- Si trabajas con ordenadores, procura adaptar el teclado y la silla de forma que las muñecas estén flexionadas hacia abajo.
- Practica yoga (revisa las posturas que te mostramos a continuación).
- Descansa siempre sobre el lado izquierdo, evitando comprimir las manos, dejándolas abiertas y lo más elevadas posible.

Cómo hacer la postura

Deja que la respiración fluya de forma natural, coloca las manos a la altura del pecho, una encima de la otra, uniéndolas a la altura de las muñecas, y dibuja círculos con las manos. Ahora cambia la posición de las manos (pasa atrás la que estaba delante) y repite el movimiento. **(Fotos 11 y 12 de la página anterior).**

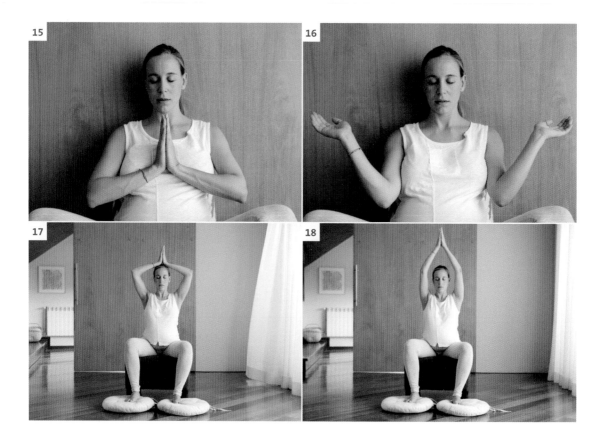

Coloca las manos juntas sobre el pecho y, al inspirar, desplaza las manos por encima de las clavículas, con los dedos mirando hacia fuera; al espirar vuelve a juntarlas en el pecho. **(Fotos 13 y 14 de la página 215).**

Sentada con las plantas de los pies juntas, une las manos a la altura del pecho y, al inspirar, desplázalas hacia fuera, manteniendo los codos pegados al cuerpo. Al espirar vuelve a juntar las manos. **(Fotos 15 y 16).**

Siéntate cómodamente con la espalda bien recta, coloca las manos con las palmas juntas sobre la cabeza, evitando la tensión en los hombros, y, al inspirar, sube las manos como si quisieras tocar el techo y, al espirar, bájalas y colócalas de nuevo encima de la cabeza.

También puedes cerrar los puños encima de los hombros y con la inspiración estirar los brazos hacia el techo abriendo mucho las manos y separando bien todos los dedos. Al espirar vuelve a cerrar las manos, sintiendo el estiramiento de las muñecas. **(Fotos 17 y 18).**

Fichas de prácticas

En este capítulo encontrarás algunas prácticas que puedes hacer. Cuando trabajas las extremidades, puedes hacer tres o cuatro repeticiones con cada una de ellas.

Práctica 1. Práctica para reconocer la respiración. Se puede realizar en cualquier circunstancia que acompañe el embarazo. También la puedes hacer: a las 12-16 semanas de gestación si tienes síntomas gástricos, gestación de gemelos o amenaza de parto prematuro. Si no tienes síntomas gástricos, puedes hacer la segunda parte de la práctica

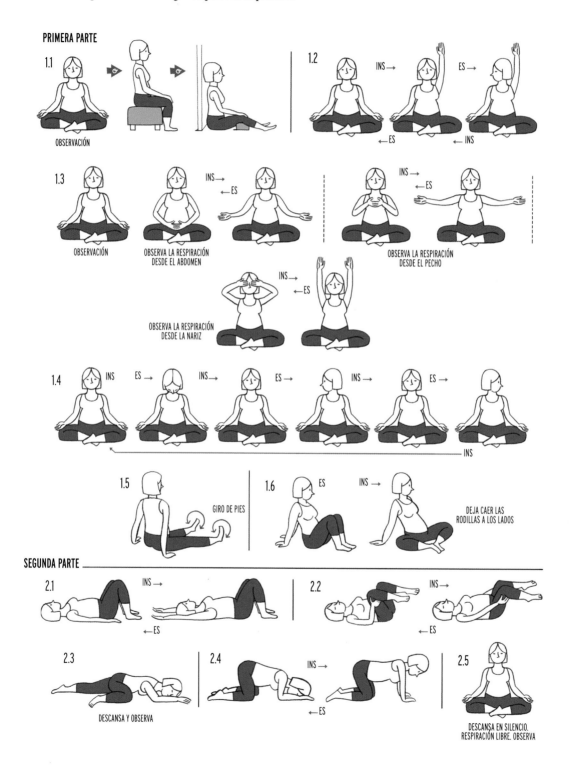

Práctica 2. Desde la semana 16 a las semanas 24-26 de gestación.

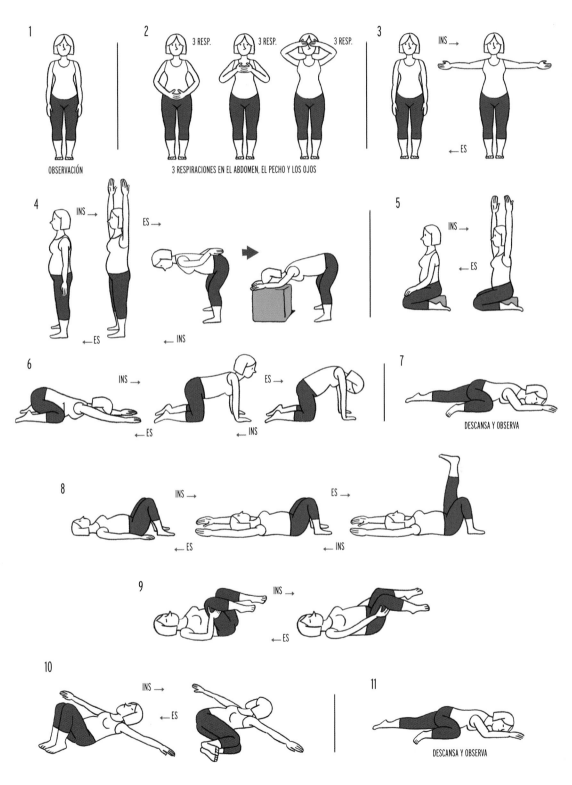

Práctica 3. Desde las 26 a 37 semanas de gestación. Puedes hacer la primera parte o la segunda, o hacerla completa si te encuentras bien.

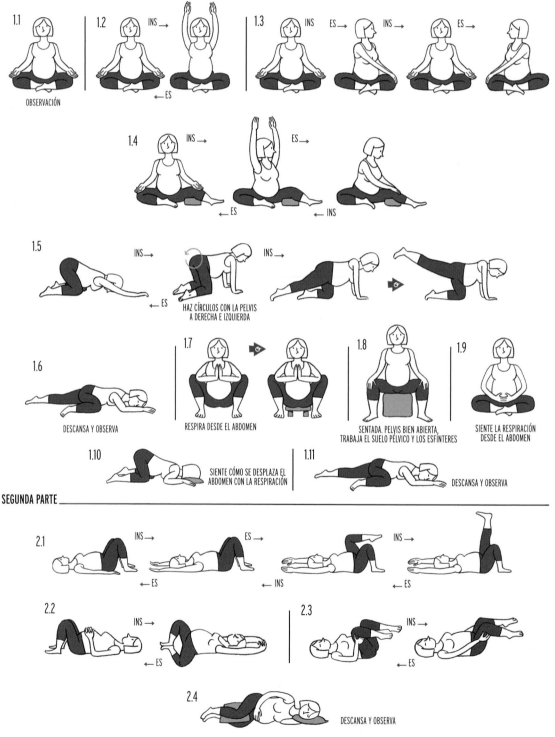

PRIMERA PARTE

1.1 OBSERVACIÓN

1.2 INS → ← ES

1.3 INS → ES → INS → ES →

1.4 INS → ES → ES → INS →

1.5 INS → ← ES HAZ CÍRCULOS CON LA PELVIS A DERECHA E IZQUIERDA INS →

1.6 DESCANSA Y OBSERVA

1.7 RESPIRA DESDE EL ABDOMEN

1.8 SENTADA. PELVIS BIEN ABIERTA, TRABAJA EL SUELO PÉLVICO Y LOS ESFÍNTERES

1.9 SIENTE LA RESPIRACIÓN DESDE EL ABDOMEN

1.10 SIENTE CÓMO SE DESPLAZA EL ABDOMEN CON LA RESPIRACIÓN

1.11 DESCANSA Y OBSERVA

SEGUNDA PARTE

2.1 INS → ← ES ES → ← INS INS → ← ES

2.2 INS → ← ES

2.3 INS → ← ES

2.4 DESCANSA Y OBSERVA

Práctica 4. Desde la semana 37 a la semanas 40-41 de gestación.

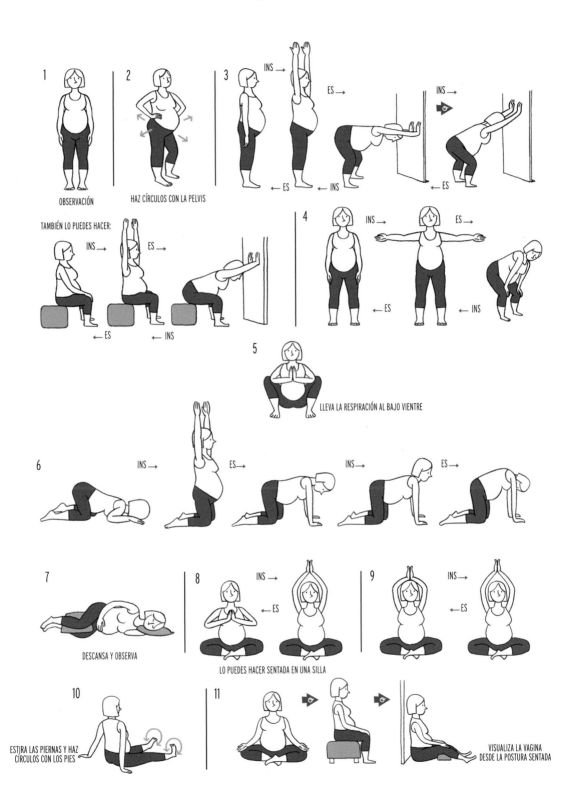

1 OBSERVACIÓN

2 HAZ CÍRCULOS CON LA PELVIS

3 INS ES INS ES INS ES

TAMBIÉN LO PUEDES HACER: INS ES ES INS

4 INS ES ES INS

5 LLEVA LA RESPIRACIÓN AL BAJO VIENTRE

6 INS ES INS ES

7 DESCANSA Y OBSERVA

8 INS ES LO PUEDES HACER SENTADA EN UNA SILLA

9 INS ES

10 ESTIRA LAS PIERNAS Y HAZ CÍRCULOS CON LOS PIES

11 VISUALIZA LA VAGINA DESDE LA POSTURA SENTADA

Práctica 5. Si tienes dolores de espalda, puedes elegir alguna de las posturas mostradas, en función de la semana de embarazo en la que estés y del tipo de síntomas que experimentes. Si escoges alguna postura en la que la espalda permanece en contacto con el suelo, haz ocho repeticiones y luego acuéstate sobre el costado izquierdo.

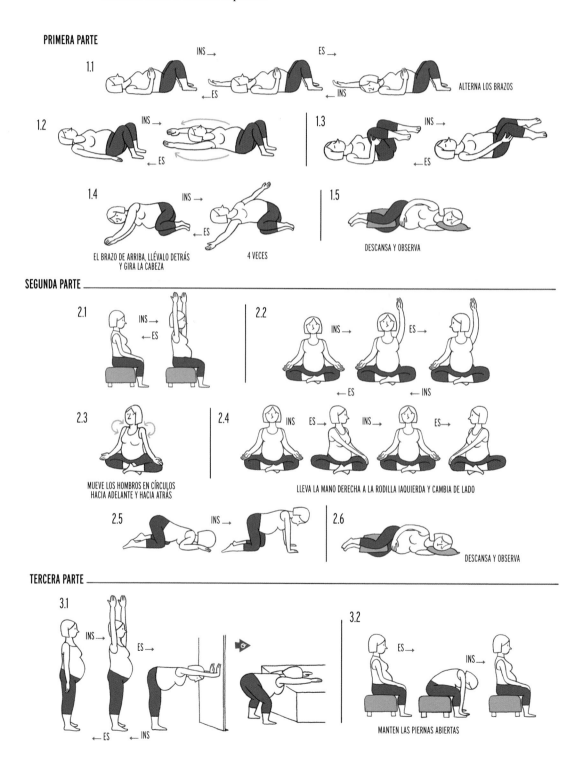

PRIMERA PARTE

1.1   INS →   ES →   ← ES   ← INS   ALTERNA LOS BRAZOS

1.2   INS →   ← ES

1.3   INS →   ← ES

1.4   INS →   ← ES   EL BRAZO DE ARRIBA, LLÉVALO DETRÁS Y GIRA LA CABEZA   4 VECES

1.5   DESCANSA Y OBSERVA

SEGUNDA PARTE

2.1   INS →   ← ES

2.2   INS →   ES →   ← ES   ← INS

2.3   MUEVE LOS HOMBROS EN CÍRCULOS HACIA ADELANTE Y HACIA ATRÁS

2.4   INS   ES →   INS →   ES →   LLEVA LA MANO DERECHA A LA RODILLA IAQUIERDA Y CAMBIA DE LADO

2.5   INS →

2.6   DESCANSA Y OBSERVA

TERCERA PARTE

3.1   INS →   ES →   ← ES   ← INS

3.2   ES →   INS →   MANTEN LAS PIERNAS ABIERTAS

Práctica 6. Posturas para ayudar a cambiar la postura del feto de posición de nalgas a cefálica. Descansa sobre el lado izquierdo. Repite los movimientos dos veces al día.

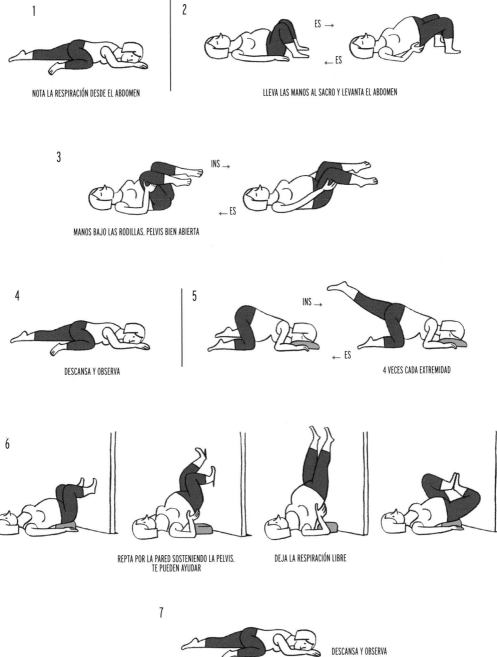

1

NOTA LA RESPIRACIÓN DESDE EL ABDOMEN

2

ES →
← ES

LLEVA LAS MANOS AL SACRO Y LEVANTA EL ABDOMEN

3

INS →
← ES

MANOS BAJO LAS RODILLAS. PELVIS BIEN ABIERTA

4

DESCANSA Y OBSERVA

5

INS →
← ES

4 VECES CADA EXTREMIDAD

6

REPTA POR LA PARED SOSTENIENDO LA PELVIS.
TE PUEDEN AYUDAR

DEJA LA RESPIRACIÓN LIBRE

7

DESCANSA Y OBSERVA

13

Glosario e índice de posturas

Āsana: postura

Aṣṭāṅga-yoga: ocho miembros del yoga según Patañjali, explicados en el segundo capítulo de los *Yoga Sūtra*

Bhāvana: comprensión, meditación

Darśana: visión, conocimiento, uno de los seis puntos de vista clásicos del pensamiento filosófico hindú

Dhāraṇā: concentración, la mente está orientada hacia un punto

Dhyāna: meditación

Dṛś: visión

Jñāna: conocimiento, sabiduría

Mantra: fórmula sagrada, recitación

Mudrā: sello, gesto

Nāḍī: el pasaje por donde fluye, canal

Prāṇa: aliento vital, respiración

Prāṇāyāma: técnica de respiración regulada. Control de la respiración

Pratyāhāra: separación de los sentidos

Samādhi: estado contemplativo, concentración, absorción

Śītalī: frío, refrescante

Śodhana: limpieza

Sthira: serenidad y vigilancia

Sukha: feliz, ligereza y comodidad

Ujjāyī: victorioso

Índice de *āsana* trabajadas en el libro

14

Bibliografía

Al-Chamali, G.C. *El yoga terapéutico*. Editorial Tutor, Madrid, 2007.

Balaskas, J. *Yoga, embarazo y nacimiento*. Editorial Kairós, Barcelona, 2002.

Blandine, C.-G. *Anatomía para el movimiento*. Editorial Los libros de la Liebre de Marzo, Barcelona, 1994.

—. *El periné femenino y el parto*. Editorial Los libros de la Liebre de Marzo, Barcelona, 1998.

Cabero, L., Cabrillo, E. *Tratado de ginecología, obstetricia y medicina de la reproducción*. Médica Panamericana, Madrid, 2003.

Coulter, D. *Anatomía del haṭha yoga*. Ediciones Obelisco S.L., Barcelona, 2013.

Departament de Salut. *Educación maternal. Preparación para el nacimiento*. Generalitat de Catalunya, Barcelona, 2009.

Desikachar, T.K.V. *El corazón del yoga*. Lasser Press Mexicana, México D.F., 1999.

Gandhi, M.K.M. *El Bhagavad Gītā según Gandhi*. Editorial Kier, Buenos Aires, 2016.

Iyengar, B.K.S. *Luz sobre el yoga*. Editorial Kairós, Barcelona, 2007.

Iyengar, G.S. *Yoga para la mujer*. Editorial Kairós, Barcelona, 2007.

Johnston, C. *Los Yoga Sūtra de Patañjali*. Editorial Humanitas, 1992.

Johnson, W. *La postura de la meditación*. Editorial Herder, Barcelona, 2009.

Kaminoff, L., Matthews A. *Anatomía del yoga*. Ediciones Tutor S.A., Madrid, 2008.

Latou Dikinson, R., Belskie, A., *Birth Atlas*. Ilustraciones de Schuchardt, E. Maternity Center Association.

Leboyer, F. *Por un nacimiento sin violencia*. Editorial Alta Fulla, Barcelona, 1974.

—. *El part: crònica d'un viatge*. Editorial Alta Fulla, Barcelona, 1996.

Maréchal, Claude. «El yoga Rahasya de Nâthamuni. Los secretos del yoga». *Revista Viniyoga* 37. Dénia, 1983.

Mircea, E. *Yoga, inmortalidad y libertad*. Editorial Pléyade, 1971.

Mohan, A.G. *Practica yoga para el cuerpo y la mente*. Hispano Europea, Barcelona, 1997.

—. *La terapia del yoga*. Editorial Oniro, Barcelona, 2007.

Odent, M. *Nacimiento renacido*. Ediciones Creavida, Buenos Aires, 2005.

Pujol, O. *Yogasutra. Los aforismos del yoga*. Editorial Kairós, Barcelona, 2016.

Ramacharaka. *Bhagavad Gītā*. Edit. Humanitas, 1991.

Reguant, M. *Ioga i naixement*. Editorial Alta Fulla, Barcelona, 1981.

Stern, D.N., Bruschweiler, N., Freeland, A. *El nacimiento de una madre*. Editorial Paidós, Barcelona, 1999.

Thich, N.H. *El milagro de mindfulness*. Ediciones Oniro, S.A., Barcelona, 2007.

—. Hacia la paz interior. Ediciones Debolsillo, Barcelona, 2010.

Uvnäs, M.K. *Oxitocina, la hormona de la calma y la sanación*. Ediciones Obelisco, Barcelona, 2009.

Villegas, L., Pujol, O. *Diccionario del yoga*. Editorial Herder, Barcelona, 2017.

Revistas y artículos complementarios

Aliaga, F., Prats, E., Alsina, M., Allepuz, A. «Impacto en la función de los músculos del suelo pélvico de un programa de entrenamiento específico en el embarazo y el post parto ensayo clínico», *Matronas prof.,* vol. 14, núm., 3, págs. 36-44, 2013.

Beckmann, M.M., Garret, A.J. «Masaje perineal antes del parto para reducción del trauma perineal» (Revisión Cochrane traducida). Biblioteca Cochrane Plus, 4. Oxford: Update, 2008.

Berthelet, L.C. «Yoga y la dificultad de vivir», *Revista Viniyoga* 77, enero de 2011.

Coca, C.I. «El yoga en el embarazo y en la preparación para el nacimiento». *Matronas Prof.*, vol. 9, núm., 3, 2008, págs. 21-27.

Desikachar, T.K.V. «Yoga para mujeres embarazadas», *Revista Viniyoga*, 34, septiembre de 1998.

—. «Cómo cuidar de la mente. Yoga y psicoterapia», *Revista Viniyoga*, 79, octubre de 2011.

Desikachar, T.K.V., Desikachar, K. *El océano del yoga. La tradició holística de Krishnamacharya*. Seminario en Barcelona, días 3-6, 2009.

Gianina, S. «Yoga y ciclos femeninos», *Revista Viniyoga*, 71, abril de 2009.

Maréchal, C. Heteijer D. «El dominio del cuerpo y de los sentidos», *Revista Viniyoga*, 70, enero de 2009.

Maréchal, C., Gianina, S. «El yoga para acompañar el nacimiento», *Revista Viniyoga*, 59-60, febrero y mayo de 2006.

Martínez, C. i Prats, E. (coord.). «Document de consens per la prevenció, valoració i detecció de les disfuncions del sòl pelvià». Barcelona: Associació Catalana de llevadores, 2013.

Paré D. «En la búsqueda de los orígenes del yoga», *Revista Viniyoga*, 76, agosto de 2010.

Agradecimientos

Un día se cruzó en mi camino Montserrat Reguant, discípula y alumna de Desikachar. Fue mi primera profesora de yoga. Ella puso en mí la semilla de mi deseo de aprenderlo y practicarlo. Los cursos de Chateauroux, con Michel Odent, me permitieron conocer otras formas de atender los nacimientos. A ambos quiero trasladarles mi gratitud.

Quiero dar las gracias también a otras personas que han hecho posible que escribiera este libro.

A Pema Maymó, editora, madre y amiga, que me animó a escribir y a continuar haciéndolo en momentos de desánimo. Gracias por tu paciencia y por las diversas lecturas cuando el libro era todavía un boceto.

A Montserrat Serra, por las correcciones que hizo al texto desde el rigor, el conocimiento del yoga y la sabiduría de una maestra. Su intervención ha sido fundamental en la elaboración de algunos capítulos.

A Cristina Martínez, por sus lecturas y sus aportaciones al texto y a la estructura del libro.

A Andrea Pareja, Patricia Márquez y Carla D'Arnaude, por cedernos su imagen en un momento tan especial.

A Ana Schulz, fotógrafa y madre, por haber captado momentos muy bonitos de la práctica de yoga, con la discreción, el respeto y la sensibilidad que la caracteriza.

A la editorial Kairós, por su confianza y la publicación de este libro.

A todas las mujeres, madres y padres, por haber podido compartir con ellos momentos únicos y mágicos de sus vidas. Gracias a todos/as.

Y por último, aunque no por ello son menos importantes, quiero dar las gracias a mi familia por su apoyo y su paciencia y por acompañarme siempre en el amor a mi profesión. Gracias, Júlia y Pol por vuestras aportaciones desde campos tan diferentes mientras escribía. Y a Carles, compañero y padre de mis hijos, gracias por tu lectura y correcciones en un caluroso mes de agosto.